LEA FEDER

Dein ZYKLUS dein TRAINING

Bibliografische Information der Deutschen Nationalbibliothek
Die Deutsche Nationalbibliothek verzeichnet diese Publikation in der Deutschen Nationalbibliografie. Detaillierte bibliografische Daten sind im Internet über https://dnb.de abrufbar.

Für Fragen und Anregungen
info@m-vg.de

Wichtige Hinweise
Dieses Buch ist für Lernzwecke gedacht. Es stellt keinen Ersatz für eine individuelle medizinische Beratung dar und sollte auch nicht als solcher benutzt werden. Wenn Sie medizinischen Rat einholen wollen, konsultieren Sie bitte einen qualifizierten Arzt. Der Verlag und die Autorin haften für keine nachteiligen Auswirkungen, die in einem direkten oder indirekten Zusammenhang mit den Informationen stehen, die in diesem Buch enthalten sind.

Ausschließlich zum Zweck der besseren Lesbarkeit wurde auf eine genderspezifische Schreibweise sowie eine Mehrfachbezeichnung verzichtet. Alle personenbezogenen Bezeichnungen sind somit geschlechtsneutral zu verstehen.

Originalausgabe
2. Auflage 2025

Türkenstraße 89
80799 München
Tel.: 089 651285-0

Redaktion: Dr. Diane Zilliges
Umschlaggestaltung: Karina Braun
Umschlagabbildung: Shutterstock/Jacob Lund
Bilder und Grafiken im Innenteil: Lea Feder, außer: S.18, 20, 28, 35, 36, 49, 73, 149: Karina Braun; Shutterstock: S.11 maxpro; S.16 Mehaniq; S.18 Pikovit, Designua; S.20 Maria Kuznecova, Rohappy, Prostock-studio, Prostock-studio; S. 56 goffkein.pro; S.78 G-Stock Studio; S. 115 Halfpoint; S. 127 dekazigzag; S. 128 New Africa; S. 154 baranq; S. 182 f., 185 fizkes; S. 184 YURII MASLAK; S. 186 Ground Picture; S. 193 5 second Studio; S. 194 Pixel-Shot; S. 195 Maria-Kovaleva; S. 197 Finn stock; S. 198 Happy_food_photo; S. 201 Xenlumen; S. 202 Viktor1; S. 205 Liliya Kandrashevich; S. 206 zefirchik06; S. 207 Timolina; S. 209 julimatic; S. 210 anna.q; S. 211 zefirchik06; S. 212 Amallia Eka; S. 213 Peredniankina; S. 215 Losangela; S. 216 Kiian Oksana; S. 218 Stepanek Photography; S. 219 Irina Rostokina
Layout: Katja Muggli
Satz: Daniel Förster
Druck: Florjancic Tisk d.o.o., Slowenien
Printed in the EU

ISBN Print 978-3-7423-2586-0
ISBN E-Book (EPUB, Mobi) 978-3-7453-2372-6

LEA FEDER

Dein ZYKLUS dein TRAINING

Wie du im Rhythmus deiner Hormone optimal trainierst und dich richtig ernährst – für mehr Energie, weniger Stress und gesteigerte Performance

riva

INHALT

MEINE SEKUNDÄRE AMENORRHOE IM LEISTUNGSSPORT

Ich war jahrelang Leistungssportlerin – in der Schulzeit im Handball, später im Radsport. Meine Freizeit hat mehr oder weniger in Form von Training oder Regeneration stattgefunden. Entweder bin ich bei jedem Wetter und zu jeder Jahreszeit mit dem Rad zur Uni gefahren oder ich habe auf dem Indoortrainer gelernt: Ich habe mein komplettes Bioinformatikstudium »auf der Rolle« verbracht, also auf dem Fahrrad gelernt, und im Programmierpraktikum Elektrostimulations-Pads an meinen Beinen gehabt, damit ich meine Trainingsform nicht verliere. In der Mittagspause habe ich intensives Intervalltraining gemacht. Abends habe ich mein Essen für den nächsten Tag vorgekocht – ich war »die mit der Tupperdose«, die immer ihr »gesundes Zeug« dabei hatte –, um dann möglichst früh schlafen zu gehen und mich von meinem Tag zu erholen. Ich habe den Sport geliebt, aber ich wollte meine akademische Ausbildung nicht dafür opfern und dieser Spagat hat mir alles abverlangt. Viel mehr, als mir anfänglich bewusst war. So viel, dass ich heute den Kopf schüttle, denn ich bin in eine Situation geraten, die ich keiner Frau wünsche. In eine Situation, die komplett vermeidbar gewesen wäre, hätte ich damals mehr gewusst. Hätte es damals schon ein Buch wie dieses gegeben.

Frauen trainieren meist genauso wie Männer. Das ist auch erst mal naheliegend, denn wir sind ja auf jeder Ebene auf der Suche nach Gleichberechtigung. Aber: Der weibliche Körper funktioniert anders als der von Männern. Frauen leben in einem monatlichen Zyklus im Gegensatz zu Männern, die einen täglichen Zyklus haben. Falsches Training kann Folgen haben, auch schwerwiegende – zum Beispiel das Ausbleiben der Regel oder Unfruchtbarkeit. Und das wissen viele bis heute nicht oder denken beim Training nicht daran. Als ich aktive Sportlerin war, war es nicht an der Tagesordnung, dass Coaches und Sportlerinnen ein großes Wissen über den weiblichen Zyklus besaßen oder gar in die Trainingspläne eingebaut haben. Das wurde mir zum Verhängnis.

Ich habe in der Zeit 800 Stunden pro Jahr in Training investiert, ich bin in einem Bundesliga-Team gefahren. Wir waren bei vielen internationalen Rennen am Start. Die Messlatte wurde immer höher gelegt und ich bin weit gekommen. Ich habe zu der Zeit noch die Pille genommen – und mit der Zeit ist meine Periode ausgeblieben. Ich habe mit Teamkolleginnen darüber gesprochen, bei vielen war es ähnlich, manche hatten seit zehn Jahren keine Blutungen mehr. Eine ausbleibende Menstruation wurde damals als Entlastung gesehen. Es war praktisch, weil wir uns dann nicht darum kümmern mussten. Also habe ich mir nicht viel dabei gedacht und einfach weitertrainiert.

Dann kam der Punkt, an dem meine Leistung abgefallen ist – das war die Zeit, in der ich angefangen hatte, für längere Rennen mit Low-Carb in der Alltagsernährung zu experimentieren, damit ich abnehme und an den Bergen schneller bin. Je leichter man ist, desto besser kommt man da hoch. Dafür muss man dem Körper Kohlenhydrate entziehen und mehr Fett und Proteine essen, damit man in die Fettverbrennung kommt – so die Theorie. Damals habe ich verpasst, auf die Warnsignale meines Körpers zu hören. Ich habe mich nicht gut gefühlt, aber meine Disziplin hat mich jedes Training durchziehen lassen.

Meine Gynäkologin hat schließlich einen Stein ins Rollen gebracht. Als sie gehört hat, dass ich meine Periode nicht mehr bekomme, hat sie meinen Hormonstatus überprüft und die Alarmglocken angeschlagen: Sie hat mir klargemacht, dass ich mindestens fünf Jahre brauche, bevor ich überhaupt darüber nachdenken könne, schwanger zu werden. Als 25-Jährige dachte ich mir: »Ich will zwar im Moment keine Kinder, aber irgendwann vielleicht schon. Und vor allem möchte ich die Chance haben und das selbst entscheiden können. Ich will nicht vor der vollendeten Tatsache stehen, dass es keine Option ist.« Also ich bin zu der Erkenntnis gekommen, dass sich etwas ändern muss. Meine Gynäkologin sagte mir, ich müsse handeln. Und zwar sofort, wenn ich wieder einen gesunden Zyklus haben will. Die vermeintliche Lösung: sofortiger Trainingsstopp und eine geringe Gewichtszunahme.

Beides sind Punkte, die für mich als Leistungssportlerin unvorstellbar waren. Ich wollte meinen Sport nicht aufgeben und auch nicht zwangsläufig zunehmen. Im Gespräch mit vielen Coaches und anderen Sportlerinnen bekam ich Tausende Tipps und probierte sie aus. Darunter war einer, der rückblickend der absolut entscheidende war: Ich habe das Timing meiner Energiezufuhr verändert. Ich habe nicht mehr nüchtern trainiert und mich während meines Trainings mit deutlich mehr Energie, also Kohlenhydraten, versorgt. Das hat dazu geführt, dass ich nach dem Training keine Heißhungerattacken mehr hatte. Ich habe ganz normal gegessen, nicht kohlenhydratreduziert, und trotzdem nicht zugenommen. Nach einem Jahr hatte sich alles wieder ein bisschen eingespielt. Nach zwei Jahren hatte ich wieder einen komplett normalen Zyklus und normale Hormonwerte. Außerdem habe ich zu meiner alten Form zurückgefunden und sogar einen Leistungsanstieg erlebt. Ich war endlich an dem Punkt, an dem ich nachhaltig trainiert habe. Und wie das geht, zeigt dir dieses Buch. Denn ein gesunder Körper ist die Basis für alles, was kommt – auch nach dem Sport.

All meine Erfahrungen, Erlebnisse, Phasen und Zeiten des Nicht-Wissens haben mich zu der Person gemacht, die ich heute bin: Ich bin angehende Ärztin und will die Prozesse des Körpers bis ins Detail verstehen und fundierte Handlungsanweisungen geben können. Ich habe Bioinformatik studiert, da ich datenaffin bin und evidenzbasiert arbeiten möchte. Das Wissen und die Leidenschaft aus diesen beiden Bereichen nutze ich zusammen mit meinem Team bei WAY TO WIN täglich im Coaching für eine gesunde Steigerung der Leistungsfähigkeit in Sport und Alltag. Ein Teilbereich unserer Arbeit ist es, Frauen dabei zu unterstützen, aus einer ähnlichen Situation, wie ich sie erlebt habe, wieder herauszukommen. Oder erst gar nicht dort zu landen. Und zu guter Letzt bin ich eine Frau, die aufgrund von Unwissenheit ihren Zyklus verloren und sich selbst zum Versuchskaninchen gemacht hat, um diese Situation wieder zu ändern. Eine Frau, die ihre sekundäre Amenorrhoe, denn davon sprechen wir hier, hinter sich lassen konnte.

WIE ES ZU DIESEM BUCH KAM

Mir war bis vor etwa zwei Jahren gar nicht bewusst, wie groß der Bedarf an Aufklärung über den weiblichen Zyklus im Generellen und auch im Sport ist. Ich hatte eine Lösung für mich in meinem Sport gefunden und habe meine Erfahrungen dann an meine Klientinnen weitergegeben. In Fahrt kam dann alles durch den Radsport-Podcast Wattasia, der durch unsere Aufnahme über zyklusgesteuertes Training plötzlich weit über die Radsportwelt hinaus bekannt wurde und mir die Türen zu einer Doku im BR-Fernsehen geöffnet hat. Die wiederum hat dann dafür gesorgt, dass ich mich in der neuen Nachbarschaft nicht mehr vorstellen musste und beim Abitreffen niemandem erklären musste, was ich beruflich mache.

Was war passiert? Wissenschaftsautorin Katrin Focke hatte mich kontaktiert und gesagt, sie wolle einen Film zu meinem Thema drehen. Wir haben uns auf die Suche nach einer Frau gemacht, die bereit ist, offen über ihren Zyklus zu sprechen und ein zyklusgesteuertes Training auszuprobieren. Doch wir haben niemanden gefunden, weil die Scham der Frauen so groß war. Also hat Katrin einen Selbstversuch gestartet und ein paar Monate nach meiner Anleitung zyklusbasiert trainiert. Sie konnte in der Zeit extrem motiviert bleiben und ihre

Leistung verbessern: »Ich trainiere seitdem ganz anders, Training vor dem Frühstück lasse ich beispielsweise komplett weg. Seitdem habe ich keinen Schwindel mehr und bin nicht todmüde nach dem Sport. Die Motivation ist viel größer, der Schweinehund ist weg, mein Körper ist mein Partner geworden und ich peitsche ihn in ungünstigen Phasen nicht mehr durch intensive Einheiten. Das dankt er mir und ist in zyklusbedingt günstigen Phasen so gut wie noch nie.«

Die BR-Doku »Zyklusbasiertes Training: Warum Frauen anders Sport treiben sollten als Männer« ist durch die Decke gegangen und ich konnte mich vor Anfragen kaum noch retten: So viele Frauen wollten meinen Rat, manche haben unter Tränen um Hilfe gebeten. Anschließend hat auch ProSieben in der Abendsendung »taff« darüber berichtet und ich werde seitdem regelmäßig zu Interviews in Podcasts und Zeitschriftenredaktionen eingeladen. Dann kam die Idee zu diesem Buch, an dem Katrin Focke mitgewirkt hat, denn uns beiden ist es ähnlich wichtig, etwas zu verändern und den Frauen zu helfen. Sie hat mir maßgeblich dabei geholfen, zu diesem komplexen Thema einen sanften Einstieg für interessierte Leserinnen (und Leser) zu gestalten, die nicht aus den verwandten Fachbereichen kommen – ähnlich wie sie dieses Thema bereits mit der BR-Doku für sehr viele Menschen greifbar gemacht hat.

In den Hunderten an Kommentaren unter dem Video wird dies noch viel klarer. So schreibt zum Beipiel eine Userin, dass sie sich nie bewusst war, warum ihr an manchen Tagen das Training so schwer fällt und sie an anderen mehr Gewichte heben kann als sonst. Eine andere Userin berichtet, dass sie durch die Doku nun ihr Training intentionaler gestaltet. Aber auch Männer wurden durch die Doku auf das Thema aufmerksam und verweisen ihre Freundinnen an diese Doku.[1]

Dieses Buch ist nicht für Fachpersonal aus dem Bereich der Sportwissenschaften oder der Sportmedizin geschrieben. Es soll Sportlerinnen ohne eine oder neben einer professionellen Betreuung helfen, ihren Körper und seine Abläufe besser zu verstehen und wenn gewünscht die Trainingseffizienz zu verbessern. Um das Buch gewinnbringend lesen zu können, braucht man ein minimales Verständnis der hierfür wichtigen Stoffwechselwege und hormonellen Regulation. Die Inhalte sind in einfachen Worten und anhand von Beispielen beschrieben. Dass sich manche Erklärungen in unterschiedlichen Kapiteln wiederholen, soll das Lesen und Verstehen nur einzelner Abschnitte ermöglichen. Einen kleinen Einblick in die professionelle fachliche Tiefe der Thematik gibt das letzte Kapitel für sehr sachkundige Leserinnen und Leser.

Zyklusbasiertes Training kann auf alle Sportarten übertragen werden.

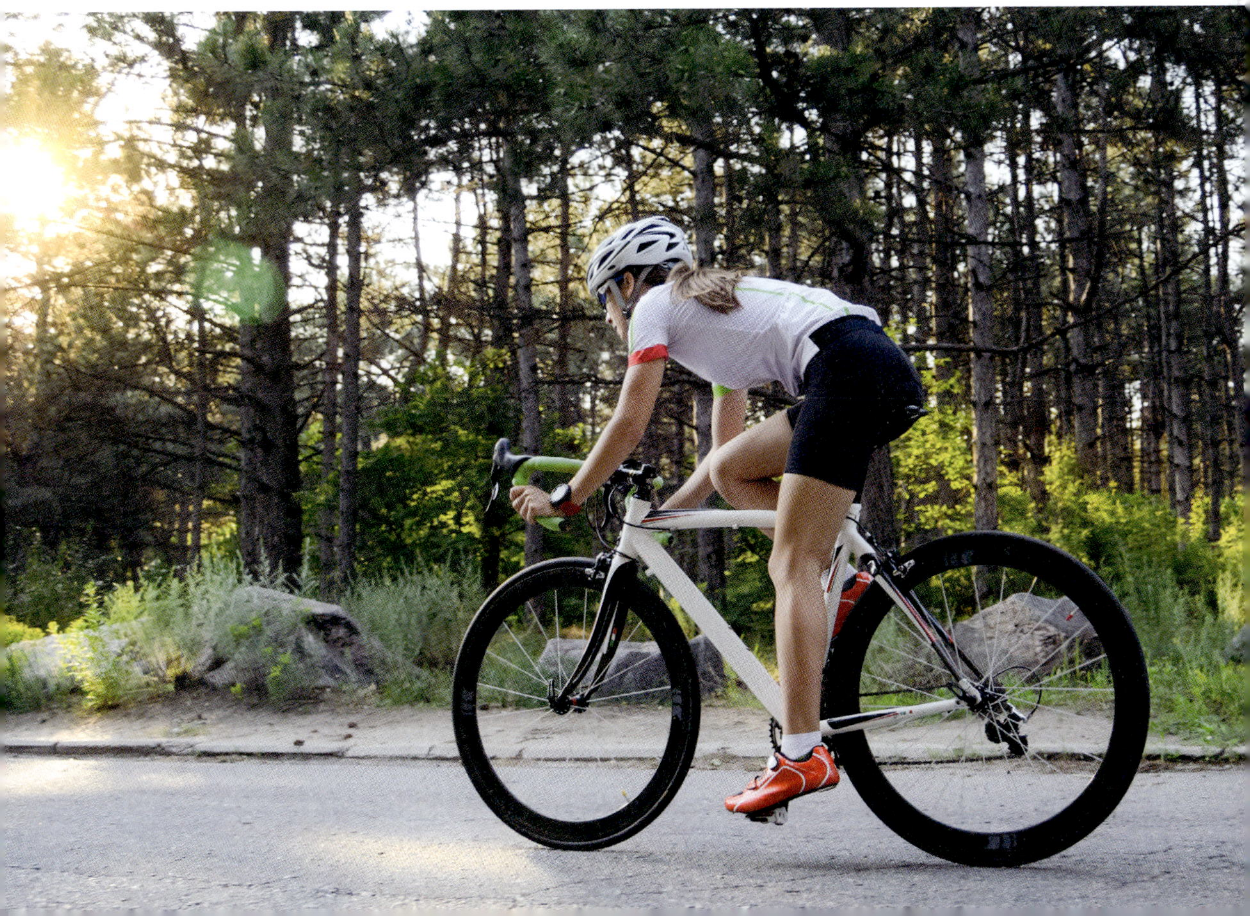

TABUTHEMA MENSTRUATION

In ihrem Leben benutzt eine Frau im Durchschnitt 9120 Tampons, sie verliert 27 Liter Blut, sie hat 300- bis 500-mal einen Eisprung, durchläuft 456-mal ihren monatlichen Zyklus. Im Alter von etwa 12 bis 51 Jahren macht sich der Körper der Frau jeden einzelnen Monat bereit für eine mögliche Schwangerschaft.[2] Er produziert mithilfe eines fein ausgetüftelten Zusammenspiels von Hormonen ein Ei, das reift und darauf wartet, befruchtet zu werden. Dafür gibt es ein kleines Zeitfenster und wenn die Befruchtung ausbleibt, stößt der Körper die Eizelle ab, befördert sie aus dem Körper hinaus und beginnt von Neuem. Ein unglaublicher Produktionsprozess, gesteuert durch ein filigranes Zusammenspiel von Hormonen. Ein Prozess, der eigentlich Anerkennung und Bewunderung verdient. Doch der weibliche Zyklus und vor allem die Menstruation sind selbst unter Frauen bis heute selten ein Thema. Vielerorts ist der Zyklus ein Tabu, obwohl es ein natürlicher Vorgang des weiblichen Körpers ist, der »menschheitserhaltend« ist. Viele Kulturen und Gesellschaften haben über lange Zeiträume hinweg Stigmatisierung und Scham im Zusammenhang mit der Menstruation entwickelt. Das hat dazu geführt, dass Mädchen und Frauen ihre Erfahrungen damit häufig geheim halten, sich unwohl fühlen, wenn sie darüber sprechen, oder es komplett vermeiden. Vor allem im Sport wird das Thema gern ignoriert – sowohl von Coaches als auch von Sportlerinnen. Frauen werden behandelt wie »kleine Männer« und verhalten sich auch so.

Es ist wichtig, dieses Tabu zu brechen und offen über die Menstruation zu sprechen, da sie viele Auswirkungen auf das Leben der Frauen hat, nicht nur im Sport. Das Stigma um die Menstruation kann zu Missverständnissen führen, die den lockeren Umgang mit dem natürlichen Thema kompliziert werden lassen.

Ein offener Austausch in der Medizin, im Alltag, beim Sport und in der Arbeit kann dazu beitragen, das Bewusstsein für die Bedeutung und die Auswirkungen des Zyklus auf das Leben von Frauen zu schärfen.

Ich hoffe auch, dass dieses Thema zukünftig häufiger in der Forschung aufgegriffen wird. Aufgrund fehlender wissenschaftlicher Daten habe ich hier einige Beobachtungen aus meiner Erfahrung im Leistungssport und aus der Zusammenarbeit mit Hunderten von Frauen geschildert.

WAS BRINGT ES, SICH MIT DEM WEIBLICHEN ZYKLUS ZU BESCHÄFTIGEN?

Meine Devise ist: Mit statt gegen den Körper. Je besser du deinen Körper verstehst, desto besser kannst du ihn unterstützen. Denn: Der Zyklus kann positiv genutzt werden. Viele negative Auswirkungen, die Frauen mit ihrem Zyklus assoziieren, resultieren aus einer hormonellen Disbalance. Die Menstruation muss keine Schmerzen verursachen, denn das ist eigentlich nicht normal. Genauso wenig sind ausgeprägte Symptome des Prämenstruellen Syndroms (PMS) normal. Sie werden meiner Beobachtung nach nur hingenommen, weil viele Frauen nicht genau wissen, was sie gegen die Ursachen unternehmen können. Ausgenommen sind dabei Krankheitsbilder wie Endometriose. Ich beziehe mich bei meinen Aussagen auf Frauen ohne grundlegende Erkrankung, die unter ihrem Zyklus leiden.

Neben dem allgemeinen Verständnis für den weiblichen Körper möchte ich Sportlerinnen zeigen, wie sie sich ihre Hormone im Training zunutze machen und es so gestalten können, dass sie in Balance bleiben.

WIE FUNKTIONIERT ZYKLUSGESTEUERTES TRAINING?

In erster Linie empfehle ich, gesund zu trainieren. Das bedeutet, dem Körper alles zu geben, was er braucht, um eine sportliche Belastung gut zu verkraften und davon zu profitieren, also sogar noch leistungsfähiger zu werden. Gesund trainieren heißt, den Körper während des Trainings mit ausreichend Energie zu versorgen, außerhalb des Trainings genug und das Richtige zu essen, genug Regenerationszeiten einzuplanen und Stress zu vermeiden oder im besten Fall mit den sportlichen Aktivitäten zu kompensieren. Die Basis dafür ist, die Funktionsweise und die Zusammenhänge im gesunden Körper zu verstehen.

Wer sie beherzigt und in seinen Trainingsalltag integriert hat, kann einen Schritt weitergehen und den Zyklus in die Überlegungen und die Trainingsplanung miteinbeziehen. Wenn du über die Basis der körperlichen Zusammenhänge hinaus die Grundlagen der weiblichen Hormone verstanden hast, lernst du dich und deine biologischen Mechanismen noch besser kennen und kannst Rückschlüsse ziehen, welche Situationen und Herausforderungen den Zyklus von außen auf welche Weise beeinflussen und was das mit dir macht. Du lernst, wie du den Zyklus nutzen kannst und was du lieber vermeidest.

SO NUTZT DU DIESES BUCH AM BESTEN

In diesem Buch findest du zwei Themenschwerpunkte: zyklusgesteuertes Training und gesundes Training auch für Frauen ohne Zyklus.

Zyklusgesteuertes Training ist dann sinnvoll für dich, wenn du einen natürlichen Zyklus hast. Solltest du hormonell verhüten, hast du zwar eine Abbruchblutung, aber keinen natürlichen Zyklus mit den hier beschriebenen Phasen. Bei Hormonspiralen ist die Wirkung etwas schwächer, die Phasen des Zyklus sind abgeschwächt.

Als Frauen sollten wir anders trainieren als Männer, um die Gesundheit des Körpers nicht zu gefährden. Das gilt für alle Sportlerinnen, ob mit oder ohne hormonelle Verhütung, mit oder ohne Zyklus.

Zu den Themen Schwangerschaft und Wechseljahre gibt es jeweils ein eigenes Kapitel. Auch dann ist es sinnvoll, die Grundlagen des weiblichen Zyklus zu verstehen, um die Veränderungen in den verschiedenen Phasen des Lebens besser nachvollziehen zu können. Lies also möglichst alle Teile des Buches, egal wo du momentan stehst.

Wenn deine Periode aktuell ausbleibt, obwohl du weder schwanger oder in den Wechseljahren bist noch hormonell verhütest, ist es besonders wichtig, zu verstehen, wie der Zyklus funktioniert. Darum geht es in Kapitel 4 im Abschnitt »Sekundäre Amenorrhoe und RED-S« ab Seite 130.

Die Trainingspläne und Rezepte am Ende des Buches richten sich vor allem an Frauen mit einem natürlichen Zyklus. Frauen ohne Zyklus können sich an die Ernährungsempfehlungen für die erste Zyklushälfte halten.

Die Kapitel sind so geschrieben, dass du alle notwendigen Informationen erhältst, um den Zusammenhang zu verstehen und da aktiv zu werden, wo das nötig und sinnvoll ist.

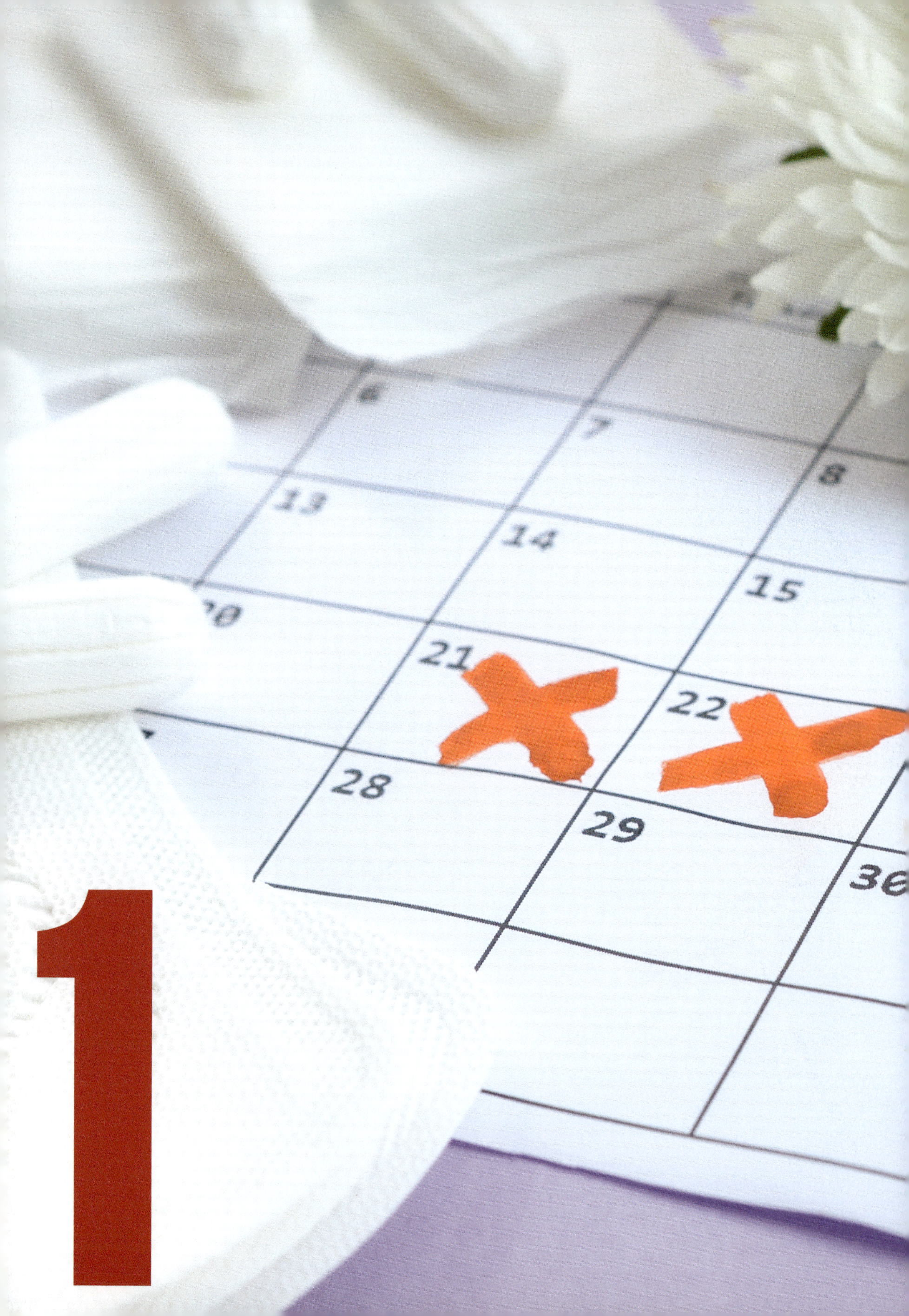

1

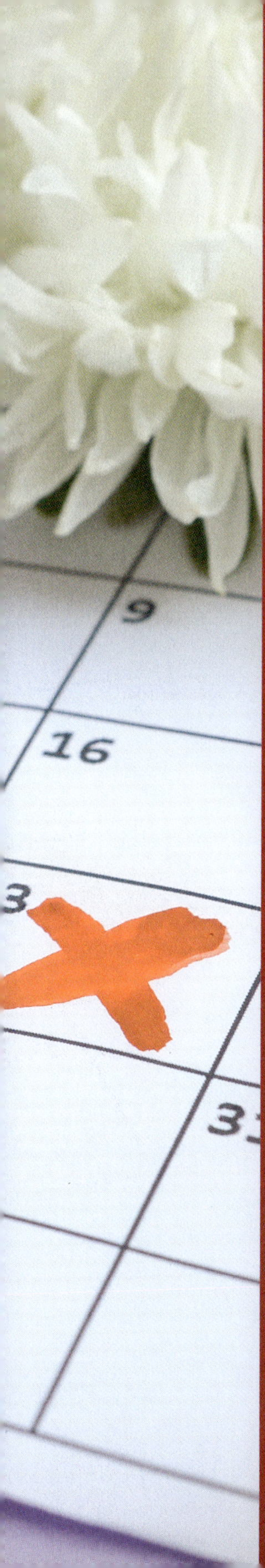

Das Zyklus-1x1

Den weiblichen Zyklus zu kennen ist die Grundlage, um dein Leben und deinen Sport zyklusgerecht gestalten zu können. Ich möchte daher in diesem Kapitel auf die wesentlichen Merkmale und Abläufe der Periode eingehen.

Auch für Frauen, die aktuell keinen Zyklus haben, sind diese Grundlagen wichtig, um im Verlauf zu verstehen, wie sie ihren Zyklus wiederbekommen.

DER WEIBLICHE ZYKLUS

Der weibliche Zyklus ist ein komplexer Prozess, bei dem viele kleine Rädchen ineinandergreifen müssen, um die Fortpflanzung zu ermöglichen. Zu unterschiedlichen Zeiten schüttet der weibliche Körper verschiedene Hormone in unterschiedlichen Mengen aus, die körperliche Vorgänge ins Rollen bringen oder auch ausbremsen. Der Zyklus ist im Schnitt 28 Tage lang, beginnt am ersten Tag der Menstruation und endet am Tag vor der nächsten Menstruation. 28 Tage sind ein Durchschnittswert – es gibt auch etwas kürzere oder längere

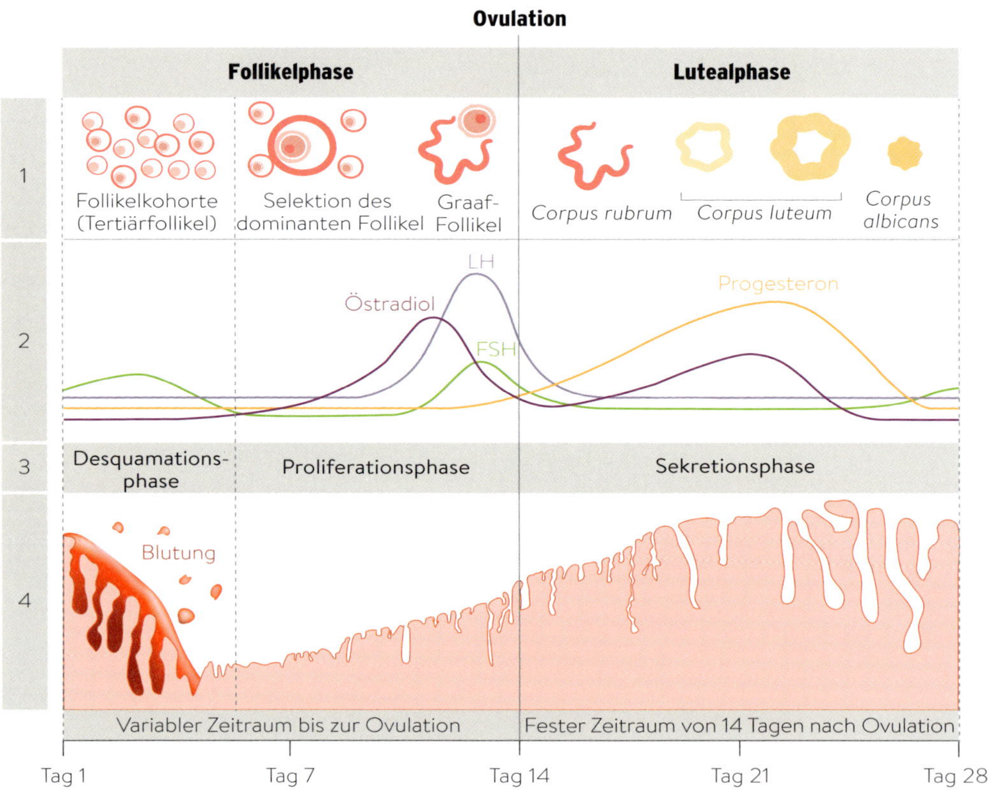

Die Konzentration der Hormone während des Zyklusverlaufs

Zyklusabstände. Das Wichtigste ist, dass der Zyklus regelmäßig abläuft. Jeden Monat reift eine Eizelle heran, der Östrogenspiegel steigt, um die Gebärmutterschleimhaut aufzubauen, und es kommt zum Eisprung. An dem Ort, an dem die Eizelle den Eierstock bzw. den darin liegenden Follikel verlassen hat, entsteht der sogenannte Gelbkörper. Er produziert das Hormon Progesteron, das den Körper auf eine mögliche Schwangerschaft vorbereitet. Wenn die Eizelle nicht befruchtet wird, fällt der Hormonspiegel wieder ab, die Eizelle »verkümmert« und der Körper transportiert die unnötig aufgebaute Schleimhaut, die für eine mögliche Schwangerschaft gedacht war, wieder aus dem Körper hinaus: Er menstruiert. Und dann geht alles wieder von vorn los.

DIE VIER JAHRESZEITEN DES WEIBLICHEN ZYKLUS

Die Medizin unterscheidet zwischen ovariellen Zyklusphasen (Phasen in Bezug auf die Eierstöcke: Follikelphase, Ovulation und Lutealphase) und endometriellen Zyklusphasen (Phasen in Bezug auf die Gebärmutterschleimhaut: Menstruation, Proliferationsphase und Sekretionsphase).

Um sich den weiblichen Zyklus besser vorstellen zu können, kann man die jeweiligen Phasen mit den vier Jahreszeiten vergleichen:

1. Der Winter des weiblichen Zyklus ist die Menstruation: Ruhe und Zurückgezogenheit
2. Der Frühling des weiblichen Zyklus ist die Follikelphase: Lust auf Aktivität kehrt zurück
3. Der Sommer des weiblichen Zyklus entspricht der Ovulationsphase: Höhepunkt der Lust auf Geselligkeit, maximale Energie
4. Der Herbst des weiblichen Zyklus, wenn keine Schwangerschaft eingetreten ist, gehört zur Lutealphase: Zeit der Vorbereitung auf die stillere Jahreszeit

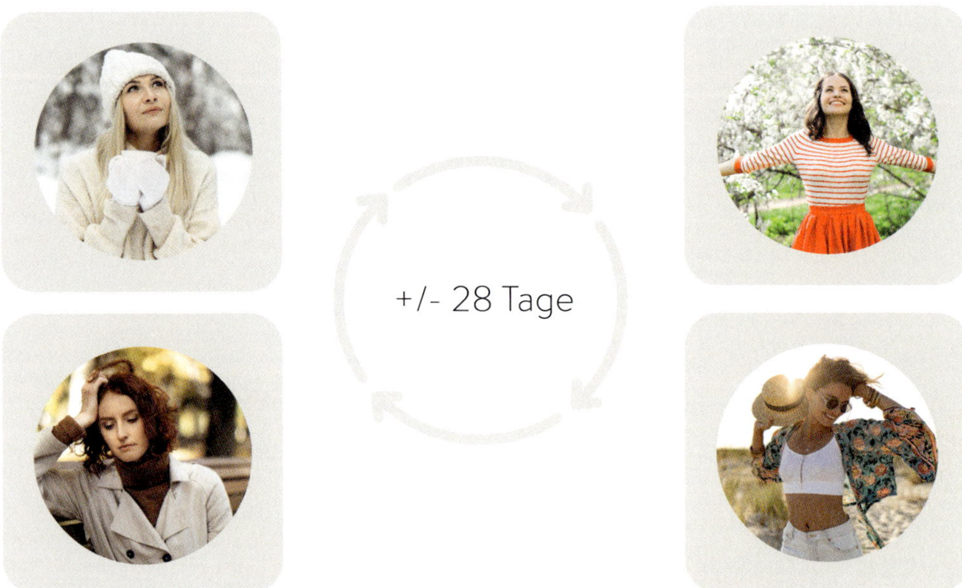

Die vier Jahreszeiten des weiblichen Zyklus

Eine vereinfachte Einteilung kann in erste und zweite Hälfte vorgenommen werden. Winter und Frühling ergeben zusammen die erste Jahreshälfte, Sommer und Herbst die zweite. Auch beim weiblichen Zyklus spricht man von der ersten und zweiten Hälfte. Die beiden Hauptphasen sind die Follikelphase und die Lutealphase. Diese Definition ermöglicht es, das Training und auch den Alltag an die unterschiedlichen Bedürfnisse in beiden Phasen anzupassen. Schauen wir uns nun aber mal alle vier Phasen genauer an.

Menstruationsphase (1. bis 4. Zyklustag)

Die Menstruationsphase ähnelt also dem Winter: Sie steht für Ruhe und Zurückgezogenheit. In der Menstruationsphase löst sich ein Teil der Gebärmutterschleimhaut, weil keine Befruchtung stattgefunden hat. Der Hormonspiegel ist niedrig und viele Frauen sind in dieser Zeit müde und erschöpft.

Du kannst deinen Körper in dieser Phase am besten unterstützen, indem du verstehst, was in ihm vorgeht, und etwas Rücksicht nimmst. Achte hier besonders auf Ruhepausen, wie zum Beispiel einen Powernap, kleine Spaziergänge tagsüber, lockeres Training wie Grundlageneinheiten auf dem Rad und entzündungshemmende, nährstoffreiche und leicht verdauliche Ernährung mit wenig Zucker, Rohkost und tierischen Produkten, dafür aber mit viel frischem Gemüse, gesunden Fetten und Proteinen. Trainingseinheiten und Rezepte für die Menstruationsphase findest du in Kapitel 5.

Tipp

Laufen kann durch die Erschütterungen den Darm reizen, wodurch Entzündungen entstehen. Das wiederum kann die PMS-Symptomatik und Periodenschmerzen verstärken.

Proliferationsphase oder Follikelphase (5. bis 14. Zyklustag)

Die Follikelphase gleicht dem Frühling: Kraft, Motivation und Kreativität kehren zurück. Jede Faser des Körpers bereitet sich in dieser Zeit auf den Eisprung vor. Wichtigste Zutat: die Produktion des Östrogens. Dieses Hormon fördert die Eizellreifung in den Eierstöcken und hebt ganz nebenbei noch die Stimmung: Viele Frauen sind jetzt motiviert, gut gelaunt und körperlich leistungsfähig. Schließlich geht es biologisch gesehen darum, einen Partner zu finden, um sich fortzupflanzen.

Es lohnt sich, diese Motivation auch ins Training zu investieren, da die Muskulatur während dieser Zeit Trainingsreize besonders gut verarbeiten kann. Allerdings ist trotzdem Vorsicht geboten: Im Gegensatz zur weit verbreiteten Annahme, dass Sportlerinnen während ihrer Periode mit einer erhöhten Verletzungsanfälligkeit rechnen müssen, zeigen Studien, dass das größte Verletzungsrisiko eher in der späten Follikelphase herrscht – also rund um den Eisprung, wenn Frauen ihren »Power-Peak« haben. Untersuchungen haben ergeben, dass Verletzungen an Muskulatur und Sehnen in dieser Phase mehr als doppelt so häufig auftreten wie in der frühen Follikel- oder der Lutealphase. Ein Kausalzusammenhang zwischen erhöhter Verletzungsanfälligkeit und Menstruationszyklus konnte bis dato (Stand Herbst 2023) allerdings noch nicht festgestellt werden.[3]

Tipp

Wenn du es in der Hand hast, starte in dieser Zeit nicht zu viele neue Projekte – auch wenn dir gerade alles zufliegt. Du bist motiviert und neue Ideen sprudeln in deinem Kopf. Denke jedoch daran, dass alles Angefangene auch umgesetzt werden möchte und bald wieder zwei Wochen kommen, in denen du nicht ganz so leistungsfähig bist. Ich nenne das: vorausschauende Selbstreflektion.

Ovulation (etwa 14. Zyklustag)

Das ist der Sommer im weiblichen Zyklus. Die Ovulationsphase, also die Zeit um den Eisprung, ähnelt dem Höhepunkt des Jahres. Alles steht in voller Blüte und das Leben quillt geradezu über. Frauen sind in dieser Zeit gesellig, unternehmungslustig, leidenschaftlich, anziehend, energiegeladen – alles in allem: nicht zu stoppen!

Sie sind dank natürlichem Testosteronanstieg in Bestform. Ja, sogar das männliche Hormon Testosteron wirkt auf unseren Zyklus ein und erreicht die höchste Konzentration zum Zeitpunkt des Eisprungs. Testosteron regt zudem die Produktion von roten Blutkörperchen an und verstärkt den Wettkampfgedanken.

In Leistungsdiagnostiken konnte bislang nicht nachgewiesen werden, dass Frauen in dieser Zeit leistungsfähiger sind, jedoch erreichen viele in dieser Phase des Zyklus ihre persönlichen Bestzeiten. Das könnte mit der maximalen Motivation und der mentalen Durchsetzungskraft aufgrund des höheren Testosteronspiegels zu erklären sein. Aus meiner Erfahrung mit Sportlerinnen kann es in Einzelfällen auch vorkommen, dass sich Frauen während des Eisprungs etwas weniger motiviert fühlen. Zu diesem Thema fehlt zum aktuellen Zeitpunkt allerdings noch wissenschaftliche Evidenz.

Sekretionsphase oder Lutealphase (15. bis 28. Zyklustag)

Die zweite Hälfte des Zyklus beginnt nach dem Eisprung und dauert bis zum Beginn der nächsten Menstruation. Das ist die stürmische Zeit, die zum schlechten Ruf des weiblichen Zyklus beitragen kann, wenn das System aus der Balance ist. In dieser Zeit übernimmt Progesteron das Zepter, um den Körper auf eine mögliche Schwangerschaft vorzubereiten. Die Gebärmutterschleimhaut wird für die Einnistung einer befruchteten Eizelle optimiert, Frauen sind allgemein etwas zurückgezogener, aber gleichzeitig auch zuversichtlich und frei von Ängsten. Die Körperkerntemperatur steigt, um mögliche Infektionen der Gebärmutter zu vermeiden.

Falls keine Schwangerschaft beginnt, sinken sowohl Progesteron als auch Östrogen rapide ab und die Menstruationsblutung wird eingeleitet. Die starken hormonellen Schwankungen in dieser Zeit sind für Frauen besonders kräftezehrend. Es gilt in dieser Zeit, den Körper maximal zu unterstützen, um PMS und Periodenschmerzen vorzubeugen.

Der weibliche Körper hat also erneut eine große Aufgabe zu bewältigen und es ist nicht weiter verwunderlich, dass in dieser Zeit die Energie abnimmt, dass Frauen unter Stimmungsschwankungen und anderen PMS-Symptomen leiden.

Tipp

1. Dein Energieverbrauch ist aufgrund der erhöhten Basaltemperatur gestiegen. Es ist also besonders wichtig, dass du dich im Training gut verpflegst und insgesamt genug isst.
2. Dein Blutzuckerspiegel ist anfälliger für Schwankungen. Achte auf regelmäßige, ausgewogene Mahlzeiten mit ausreichend hohem Fett- und Ballaststoffanteil, der die Aufnahme der Kohlenhydrate verlangsamt.
3. Sofern du regelmäßig ausgewogen isst: Auch wenn dir dein Gefühl sagt, dass du Zucker brauchst, mach dir bewusst, dass du wahrscheinlich nur einen Mangel an Glückshormonen hast, den dein Körper kurzzeitig durch Zucker ausgleichen möchte. Dadurch wird der nächste Heißhunger nur noch stärker. Alternativ kannst du einen Spaziergang machen und durch die Bewegung Glückshormone produzieren oder einen proteinhaltigen Snack zu dir nehmen, der den Hunger langanhaltend reduziert.
4. Achte auf ausreichende Bewegung, besonders nach dem Essen. Dadurch wird dein Blutzuckerspiegel stabilisiert, dein Schlaf verbessert und Beschwerden vorgebeugt.

DIE ENTSCHEIDENDEN HORMONE

Wesentlich für den Wechsel der einzelnen Phasen und ihre unterschiedlichen körperlichen Anzeichen und auch Stimmungen sind die Hormone. Ein ganzer Cocktail davon – immer wieder neu und anders gemixt – schwirrt durch unser Blut und reguliert alle Abläufe.

ÖSTROGEN: DIE HAUPTFIGUR DER ERSTEN ZYKLUSHÄLFTE

Das vermutlich bekannteste weibliche Hormon ist das Östrogen. Es ist die Hauptfigur und das dominierende Hormon in der ersten Hälfte des weiblichen Menstruationszyklus. Es wird unter anderem von den Eierstöcken produziert, aber auch in anderen Geweben, beispielsweise in den Fettzellen.

Außerdem kann man Östrogene und östrogen-wirksame Substanzen (bewusst oder unwissentlich) über die Nahrung aufnehmen, beispielsweise durch tierische Produkte, bestimmte Kräuter, Leitungswasser, aber auch komplett unkontrolliert über den Haut- oder Nagelkontakt mit östrogenhaltigen Substanzen wie beispielsweise Nagellack oder Plastikflaschen. In diesen Produkten sind Stoffe enthalten, die dem Östrogen in der Bauweise sehr ähnlich sind und den Körper durcheinanderbringen können. So erklärt sich, warum auch Männer unter erhöhten Östrogenspiegeln leiden können. Eines der bekanntesten Symptome ist die Gynäkomastie, eine starke Vermehrung des Brustdrüsengewebes beim Mann.

Achtung bei östrogenwirksamen Nahrungsmitteln und Kräutern. Sie können zu einem erhöhten Östrogenspiegel führen. Dazu gehören:

- Salbei
- Soja
- Rotklee
- Leinsamen
- Traubensilberkerze
- Frauenmantel
- Yamswurzel
- Brennnesselsamen
- Mönchspfeffer
- Hopfen

Das Hormon stößt eine Vielzahl wichtiger Funktionen im Körper an. In der ersten Zyklushälfte steigt der Östrogenspiegel stetig an und erreicht seinen Höhepunkt kurz vor dem Eisprung. Sowohl eine übermäßige als auch eine unterdurchschnittliche Östrogenproduktion können zu hormonellem Ungleichgewicht führen, das sich auf vielen Ebenen negativ auf die Gesundheit auswirken kann. Eine sogenannte Östrogendominanz, also ein gegenüber dem Progesteron erhöhter Östrogenspiegel, ist in vielen Fällen die Erklärung für Wechseljahres- und Zyklusbeschwerden.

Tipp

Bei Verdacht auf eine hormonelle Disbalance gibt es die Möglichkeit, den Östrogenwert bestimmen zu lassen. Hierbei kann es sinnvoll sein, den Wert im Speichel zu bestimmen, denn das im Blut gemessene Östrogen ist an ein Protein gebunden und somit inaktiv. Deshalb kann eine Analyse des Blutes nur Näherungswerte aufweisen. Die aktive Form der Hormone lässt sich allein im Speichel messen. Einige Studien zeigen, dass die Blutwerte oftmals im Normbereich liegen, während im Speichel deutlich höhere Werte gemessen werden.[4]

Östrogen ist zur Ausprägung der weiblichen Geschlechtsorgane und zur Aufrechterhaltung ihrer Funktionen essenziell, hat aber auch andere Aufgaben im Körper. Die wichtigsten Aufgaben von Östrogen während des weiblichen Zyklus sind:

- Follikelwachstum: Östrogen ist entscheidend für das Wachstum und die Reifung der Eizellen in den Eierstöcken. Es stimuliert die Entwicklung der Follikel, in denen sich die Eizellen befinden, und bereitet sie auf den bevorstehenden Eisprung vor.
- Gebärmutterschleimhaut: Östrogen lässt die Gebärmutterschleimhaut *(Endometrium)* wachsen und dicker werden, denn dort soll bzw. könnte sich zu einem späteren Zeitpunkt die Eizelle einnisten.
- Knochengesundheit: Östrogen spielt eine wichtige Rolle bei der Aufrechterhaltung der Knochengesundheit und schützt vor Osteoporose,

indem es die Ausscheidung von Kalzium und Phosphat reduziert und den Aufbau der Knochenmatrix fördert.

- Blutgerinnung: Östrogen erhöht das Risiko einer Thrombose.
- Anabole Wirkung: Östrogen hat unter anderem einen positiven Einfluss auf die Proteinsynthese und unterstützt die Regeneration sowie den Aufbau von Muskelmasse.
- Gefäßsystem: Östrogen kann Bluthochdruck reduzieren.
- Wasserhaushalt: Es verringert die Ausscheidung von Wasser und Natrium in den Nieren und kann dadurch Wassereinlagerungen fördern.
- Vaginale Feuchtigkeit: Östrogen reguliert die Feuchtigkeit der Vagina. Ein Mangel an Östrogen kann zu Scheidentrockenheit führen.

Östrogenproduktion außerhalb der Eierstöcke

Östrogen wird nicht nur in den Eierstöcken produziert, sondern auch in anderen Geweben und Organen des Körpers, wie dem Fettgewebe, den Nebennieren, der Leber oder dem Nervensystem.

Den größten Einfluss auf den weiblichen Zyklus hat die Produktion im Fettgewebe. Mit steigendem Körperfettanteil produziert eine Frau also zunehmende Mengen an Östrogen außerhalb der Eierstöcke. Je mehr Körperfettanteil, desto mehr Östrogen. Das kann die Balance zwischen Progesteron und Östrogen zu Ungunsten des Progesterons verschieben und einen relativen Progesteronmangel verursachen. In den Wechseljahren wird diese Disbalance verstärkt, da die Progesteronproduktion in den Eierstöcken schneller abnimmt als die Östrogenproduktion. Dazu mehr in Kapitel 4 im Abschnitt Seite 148 »Wechseljahre und Postmenopause«.

PROGESTERON: DIE HAUPTFIGUR DER ZWEITEN ZYKLUSHÄLFTE

Während der zweiten Hälfte des Zyklus, der Lutealphase, nimmt der Östrogenspiegel ab, während ein anderes Hormon, das Progesteron, zunimmt. Es hat eine vollkommen andere Wirkung als das Östrogen: Es macht aus einem weiblichen Körper, der sich auf einen Eisprung vorbereitet, einen Körper, der sich auf eine mögliche Schwangerschaft vorbereitet. Wenn man sich allein diese sehr unterschiedlichen Ziele eines Körpers innerhalb von kürzester Zeit vor Augen führt, wird einem der immense Kraftakt bewusst. Umso wichtiger ist das Gleichgewicht zwischen Östrogen und Progesteron, denn es ist entscheidend für einen gesunden Menstruationszyklus und das mentale wie körperliche Wohlbefinden einer Frau. Ein optimales Verhältnis von Östrogen und Progesteron zueinander unterstützt eine reibungslose Funktion des Fortpflanzungssystems und kann dazu beitragen, PMS- und Wechseljahresbeschwerden zu minimieren.

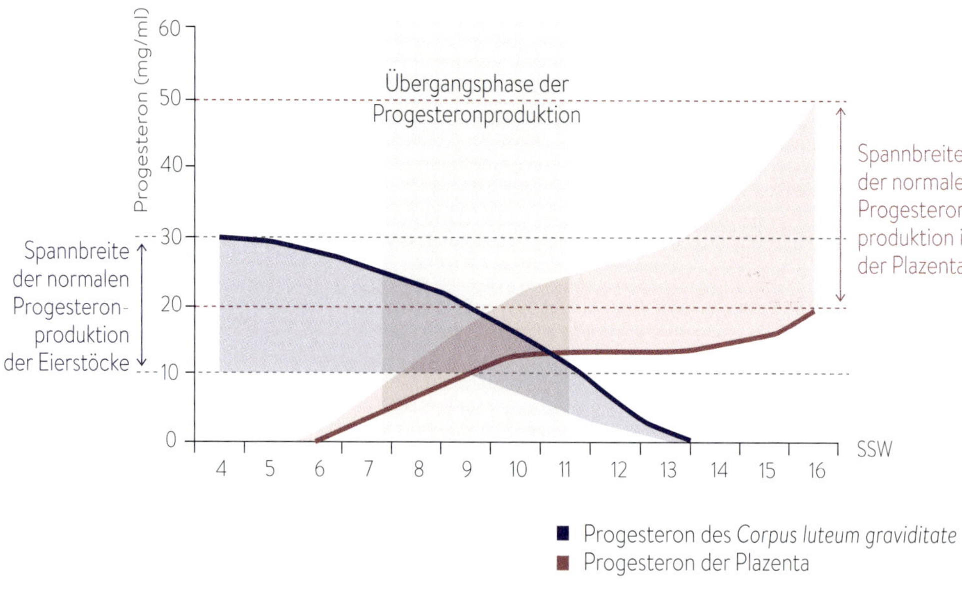

Progesteronauf- und -abbau während der Lutealphase[5]

Progesteron wird im Gegensatz zum Östrogen vor allem in den Eierstöcken produziert. Hierbei findet der größte Anteil im sogenannten Gelbkörper statt, der im Eierstock verbleibenden Hülle des beim Eisprung gesprungenen Follikels. Kommt es zu keiner Schwangerschaft, wird dieser Gelbkörper nach zwei Wochen abgebaut, was zu einer starken Reduktion des Progesteronspiegels und dem Eintreten der Menstruationsblutung führt. Im Falle einer Schwangerschaft wird die Produktion des Progesterons zu Beginn weiterhin zu einem stetig sinkenden Anteil von den Eierstöcken übernommen, bis die Plazenta die Produktion ab der zwölften Schwangerschaftswoche vollständig übernimmt.

Auch das Progesteron hat vielfältige Aufgaben und Wirkungen:

- Vorbereitung der Gebärmutterschleimhaut: Progesteron ist entscheidend für die Vorbereitung der Gebärmutterschleimhaut auf eine mögliche Schwangerschaft. Blutgefäße und Drüsen in der Schleimhaut nehmen zu, um eine befruchtete Eizelle aufnehmen und nähren zu können.
- Undurchlässigkeit des Gebärmutterhalses: Der Schleimpfropf am Eingang in die Gebärmutter wird verdickt und der Zervixschleim wird wieder flüssiger, damit er trotzdem »durchkommt«. Im Falle einer Schwangerschaft wird so die Infektionsgefahr reduziert.
- Erhöhung der Basaltemperatur um 0,5 Grad: Progesteron erhöht die Körperkerntemperatur in der zweiten Zyklushälfte, um auch dadurch eine mögliche Schwangerschaft vor Infektionen zu schützen.
- Brustdrüsenentwicklung: Progesteron fördert das Wachstum und die Entwicklung der Brustdrüsen während des Menstruationszyklus.
- Reduktion von Ängsten: Progesteron wirkt auch auf das zentrale Nervensystem und kann eine angstlindernde Wirkung haben.

Progesteron spielt aber nicht nur während des Menstruationszyklus eine Rolle, sondern auch während der Schwangerschaft und in den Wechseljahren. Zu Beginn der Schwangerschaft produzieren die Eierstöcke das Hormon. Etwa ab der zwölften Schwangerschaftswoche übernimmt die Plazenta die Produktion von Progesteron und Östrogen. So kommt es nach der Geburt auch zu einem rapiden Abfall beider Hormone, was zu starken Stimmungsschwankungen bis hin zur Wochenbettdepression führen kann. In den Wechseljahren sinkt zunächst das Progesteron, was in der Prä- und Perimenopause zu einem relativen Progesteronmangel führt und einen Großteil der Wechseljahresbeschwerden verursacht. Erst in der Postmenopause nach der letzten Periode fallen beide Spiegel ab. Mehr dazu in Kapitel 4 in den Abschnitten »Schwangerschaft und Stillzeit« (Seite 142) sowie »Wechseljahre und Postmenopause« (Seite 148).

ÖSTROGENDOMINANZ UND PROGESTERONMANGEL

Progesteron und Östrogen stehen in einer direkten Beziehung zueinander. Sie müssen immer im Gleichgewicht sein. Ist das gestört, fällt das Ungleichgewicht in der Regel zu Ungunsten des Progesterons aus. Es kommt also zu einem Überschuss an Östrogen, weshalb man dann von einer Östrogendominanz spricht. Die Ursachen dafür können vielfältig aussehen: Ein Überschuss an Östrogen zeigt sich oft in der Pubertät und nach dem Absetzen der Pille, wenn der weibliche Zyklus noch nicht eingespielt ist, sowie in den Wechseljahren, da zunächst die Progesteronproduktion nachlässt, bevor auch die Östrogenproduktion in den Eierstöcken sinkt. Neben der Pille gibt es weitere Medikamente, die eine Östrogendominanz begünstigen können: Antibiotika, Cortison, Insulin und Psychopharmaka, Hormonspiralen, Magenpräparate, Betablocker, Blutdruckmittel und Cholesterinsenker.

Generell kann man einen absoluten und einen relativen Progesteronmangel unterscheiden. Während beim absoluten Progesteronmangel bei normwertigen Östrogenspiegeln zu wenig Progesteron gebildet wird, wird beim relativen Progesteronmangel zwar genug Progesteron gebildet, jedoch liegt im Verhältnis zum Progesteron zu viel Östrogen vor.

Weitere mögliche Ursachen für einen relativen Progesteronmangel:

- hoher Körperfettanteil (denn die Produktion von Östrogen findet auch in den Fettzellen statt)
- äußere Zufuhr von Östrogenen oder östrogenwirksamen Substanzen

Eine der häufigsten Ursachen für einen absoluten Progesteronmangel ist chronischer Stress. Unter Stress produziert der Körper vermehrt das Stresshormon Cortisol, das aus den gleichen Vorläufern synthetisiert wird, also aus den gleichen Bausteinen gebaut wird wie Progesteron. Das wiederum führt dazu, dass bei chronischem oder anhaltendem Stress die Produktion von Progesteron in den Hintergrund rückt – der Körper priorisiert die Produktion von Cortisol, um eine Stressreaktion liefern zu können. Die Folge ist ein relativer Progesteronmangel – das Progesteron ist nicht in der Menge vorhanden, wie es in der Lutealphase des Menstruationszyklus üblich ist. Hinweise dazu, was du gegen chronischen Stress machen kannst, findest du unter »Cortisol: Das Stresshormon«.

Tipp

Die meisten Menschen assoziieren Stress mit dem Alltag und unangenehmen Situationen. Ich sehe das anders: Sind wir körperlich erholt und leistungsfähig, werden wir diese Situationen anders bewerten und meist auch leicht meistern – und darum geht es in meinen Augen eigentlich, denn: Das haben wir selbst in der Hand.

Mögliche Symptome einer Östrogendominanz:

- Menstruationsstörungen: Ein Ungleichgewicht zwischen Östrogen und Progesteron kann zu unregelmäßigen oder ausbleibenden Blutungen führen.
- Prämenstruelles Syndrom (PMS): Frauen mit einem relativen Progesteronmangel können stärkere PMS-Symptome erleben, wie beispielsweise Stimmungsschwankungen, Brustspannen, Wassereinlagerungen und Müdigkeit.
- Unfruchtbarkeit: Ein relativer Progesteronmangel kann verhindern, dass sich eine befruchtete Eizelle erfolgreich einnistet, also dass eine Frau schwanger wird.

Weitere Symptome können sein:

- Hitzewallungen
- Brustspannen
- Ödeme
- Libidoverlust
- Stimmungsschwankungen
- Erschöpfung
- Zysten in Eierstöcken und Brüsten
- Haarausfall
- Fetteinlagerungen an Hüften, Gesäß und Bauch
- häufige Kopfschmerzen
- Myome
- Osteoporose
- Schlafstörungen
- Depressionen
- Unruhe
- Ängste
- Schilddrüsenerkrankungen
- Abwehrschwäche
- Bluthochdruck

Bei Verdacht auf eine hormonelle Disbalance gibt es auch für Progesteron die Möglichkeit, den aktuellen Wert bestimmen zu lassen. Es kann darüber hinaus sinnvoll sein, den Wert im Speichel zu bestimmen, denn wie beim Östrogen gilt auch hier: Das im Blut gemessene Progesteron ist an ein Protein gebunden und somit inaktiv. Deshalb kann eine Analyse des Blutes nur Näherungswerte erbringen. Die aktive Form der Hormone lässt sich nur im Speichel bestimmen.[6]

GNRH, FSH UND LH: DIE STEUERZENTRALE DES WEIBLICHEN ZYKLUS

Hier spreche ich vom Regelkreis zwischen Gehirn und Eierstöcken. Die Eierstöcke arbeiten nicht isoliert vom restlichen Körper: Sie stehen in einer Verbindung zum Gehirn und es herrscht ein Regelkreis, der den weiblichen Menstruationszyklus reguliert. Drei Hormone sind hierbei besonders wichtig:

- der Taktgeber – das *Gonadotropin-Releasing-Hormon* (GnRH)
- die Botschafter zwischen Gehirn und Eierstöcken – das follikelstimulierende Hormon (FSH) und das luteinisierende Hormon (LH)

Dieser Regelkreis wird auch als Hypothalamus-Hypophysen-Gonaden-Achse bezeichnet, was nichts anderes beschreibt als die Zusammenarbeit zwischen verschiedenen Bereichen im Gehirn (Hypothalamus und Hypophyse) und den Eierstöcken (Gonaden).

Im Gehirn befindet sich eine kleine Struktur, der Hypothalamus, der eine entscheidende Rolle bei der Kontrolle des Menstruationszyklus spielt. Der Hypothalamus gibt GnRH ab, das den Regelkreis in Gang setzt. GnRH stimuliert in der Hypophyse, einer kleinen Drüse im Gehirn, die Freisetzung von FSH und LH. FSH stimuliert das Wachstum und die Reifung der Follikel in den Eierstöcken. Ein Anstieg des LH zur Mitte des weiblichen Zyklus löst den Eisprung aus.

Bevor es um das Zusammenspiel geht, hier noch eine Erklärung, die wichtig ist, um den Zusammenhang zu verstehen: Östrogen kann, je nach Konzentration, seine Wirkung auf die Hypophyse verändern. Ist der Östrogenspiegel niedrig, wirkt Östrogen hemmend auf die Freisetzung von FSH und LH. Erreicht der Östrogenspiegel jedoch kurz vor dem Eisprung sein Maximum, dreht sich die Wirkung um und es wirkt plötzlich stimulierend auf die LH- und FSH-Ausschüttung aus der Hypophyse. So kann kurzfristig ein LH-Peak entstehen, der wiederum den Eisprung auslöst.

Doch wie wird dieses ausgeklügelte System gesteuert? Schauen wir uns die einzelnen Phasen an:

1. Frühe Follikelphase: GnRH aus dem Hypothalamus fördert die Freisetzung von LH und FSH aus der Hypophyse. Das FSH stimuliert nun die Heranreifung von Follikeln. Das LH fördert die Produktion von Androgenen in den Eierstöcken, die durch die dort ansässige Aromatase in Östrogene umgewandelt werden. Der Östrogenspiegel steigt also an. Östrogen unterstützt nun das FSH bei der Stimulation der Follikel, heranzureifen.
2. Mittlere Follikelphase: Der steigende Östrogenspiegel hemmt nun durch eine negative Rückkopplung die Sekretion von LH und FSH aus der Hypophyse, wobei die FSH-Sekretion durch das Hormon Inhibin gebremst wird.
3. Späte Follikelphase, Ovulation: Nun kommt der »Trick«. Der Östrogenspiegel ist mittlerweile hoch genug, sodass das Hormon seine Wirkung auf die Hypophyse umkehrt. Östrogen stimuliert jetzt die Freisetzung von FSH und LH. Dies führt kurzfristig zum sogenannten LH-FSH-Peak, der etwa nach 24 Stunden den Eisprung auslöst.

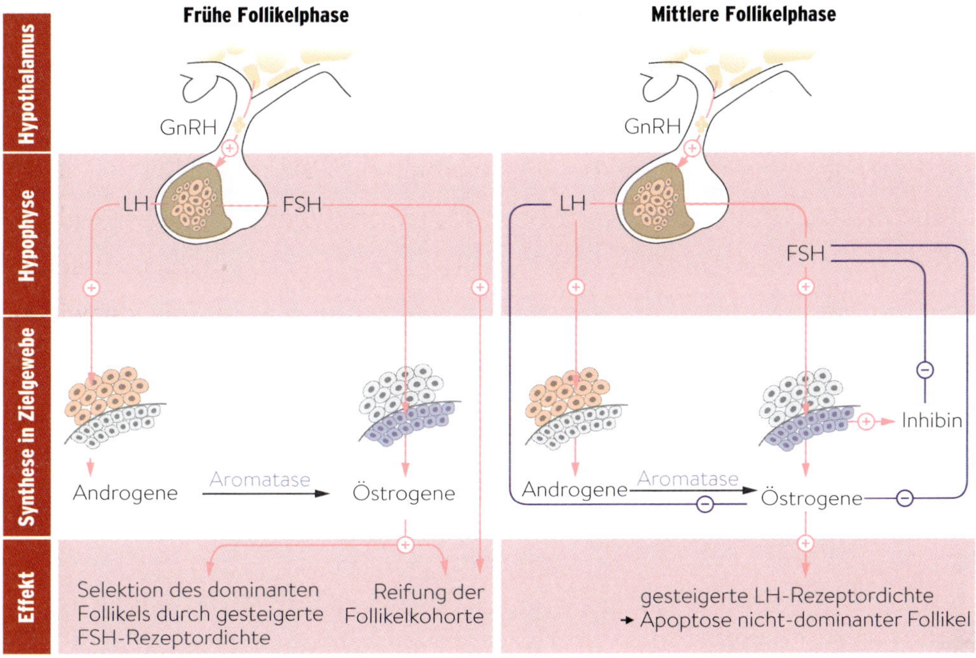

Hormone der ersten Zyklushälfte

4. Lutealphase: Die beim Eisprung im Eierstock zurückbleibende Follikelhöhle entwickelt sich unter dem Einfluss von LH zum sogenannten Gelbkörper. Dieser produziert neben geringen Mengen an Östrogen nun vor allem Progesteron, das die Gebärmutterschleimhaut auf eine mögliche Schwangerschaft vorbereitet. Die Konzentration der Östrogene hat inzwischen wieder etwas abgenommen und die ursprüngliche, hemmende Wirkung von Östrogen auf die Freisetzung von FSH aus der Hypophyse tritt wieder ein. Zusätzlich hemmt Progesteron die LH-Sekretion. So wird sichergestellt, dass keine neuen Follikel heranreifen und sich der Körper auf eine mögliche Schwangerschaft vorbereiten kann.

Wenn keine Schwangerschaft eintritt, wird der Gelbkörper nach zwei Wochen abgebaut und produziert kein Progesteron mehr. Dadurch sinkt der Progesteronspiegel und die Menstruationsblutung beginnt. Auch der Östrogenspiegel sinkt am Ende des Zyklus, sodass die hemmende Wirkung des hohen Östrogenspiegels auf die FSH-Freisetzung an Einfluss verliert und somit wieder neue Follikel zur Reifung angeregt werden können.

Dieser Regelkreis ist ein komplexes System, das letztlich für die Fruchtbarkeit einer Frau verantwortlich ist. Eine Störung dieses sensiblen Zyklus kann zu Menstruationsstörungen und sogar Fruchtbarkeitsproblemen führen.

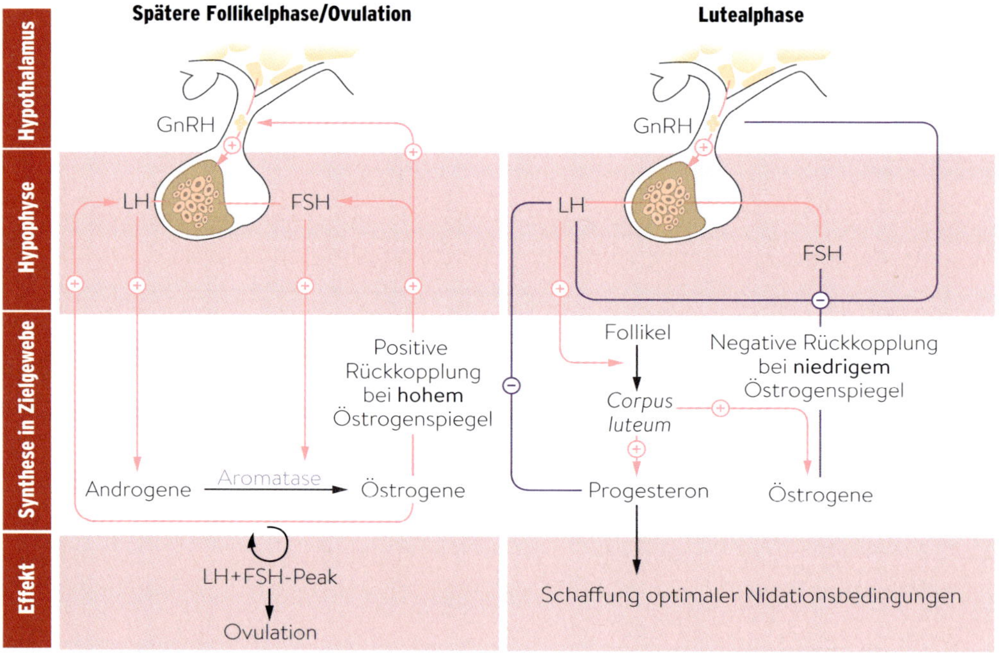

Endokrines System der zweiten Zyklushälfte

CORTISOL: DAS STRESSHORMON

In der Betrachtung unserer Hormone ist nun Cortisol an der Reihe. Es wird hauptsächlich in den Nebennieren produziert. Das sind kleine Drüsen, die sich auf den oberen Polen der Nieren befinden. Da es in Stresssituationen vermehrt freigesetzt wird, ist es als *das* Stresshormon bekannt. Doch wann ist der Körper eigentlich im Stress?

Mit Stress assoziieren wir zumeist einen mentalen Zustand, in dem wir Probleme lösen müssen oder schlichtweg überfordert sind. Es gibt jedoch einige körperliche Auslöser, die ebenfalls zu einer gesteigerten Stresshormonproduktion führen. Das Problem daran ist: Diese Momente addieren sich.

Cortisol spielt auch eine wichtige Rolle bei vielen anderen Funktionen des Körpers und hat dabei auch problematische Auswirkungen:

- Blutzuckerspiegelanstieg: Cortisol erhöht den Blutzuckerspiegel, indem es die Glukoseproduktion in der Leber stimuliert und die Aufnahme von Glukose in die Zellen hemmt. Das ist wichtig, um dem Körper während einer Stresssituation zusätzliche Energie zur Verfügung zu stellen.
- Entzündungshemmung: Cortisol wirkt entzündungshemmend und reguliert die Immunantwort des Körpers. Es hilft, übermäßige Entzündungsreaktionen zu begrenzen und die Schädigung von Geweben zu reduzieren.
- Knochenabbau: Abbau der Knochensubstanz aufgrund von verringerter Vitamin-D-Produktion und Kalziumaufnahme.
- Muskelabbau: Um in der Stresssituation ausreichend Energie zur Verfügung zu haben, wird Muskulatur abgebaut und als Kohlenhydrate in der Leber sowie als Fett am ganzen Körper, vorrangig am Bauch, den Hüften und Oberschenkeln, gespeichert.

- Bluthochdruck, Herzrhythmusstörungen und Wassereinlagerungen: Cortisol beeinflusst den Wasser- und Elektrolythaushalt im Körper und wirkt auf die Nieren. Es regelt die Ausscheidung von Wasser und Salzen. Die Nieren reduzieren die Wasserausscheidung, halten Natrium vermehrt zurück und scheiden im Austausch Kalium aus. Dadurch steigt die Konzentration von Natrium im Blut, während die Konzentration an Kalium sinkt. Das erhöht den Blutdruck und kann zu Herzstolpern bis hin zu Bluthochdruck und Herzrhythmusstörungen führen. Zudem bilden sich vermehrt Wassereinlagerungen.

Die Freisetzung von Cortisol wird von verschiedenen Faktoren beeinflusst – von äußeren Umständen, Schlaf-Wach-Rhythmus und anderen Hormonen. Cortisol ist wichtig, allerdings kann ein chronisch erhöhter Cortisolspiegel aufgrund von anhaltendem Stress neben dem Progesteronmangel auch zu anderen Gesundheitsproblemen führen: Schlafstörungen, Gewichtszunahme, Immunschwäche und Störungen des Stoffwechsels beispielsweise.

Der Tagesverlauf des Cortisols

Cortisol folgt einem charakteristischen Muster: dem Tag-Nacht-Rhythmus. Dieser Rhythmus bedeutet, dass der Cortisolspiegel im Laufe des Tages schwankt und nicht konstant bleibt. Der Verlauf kann von Person zu Person variieren, aber generell zeigt er folgendes Muster:

Morgens

- In den frühen Morgenstunden, etwa zwischen 4 und 6 Uhr morgens, erreicht der Cortisolspiegel in der Regel seinen niedrigsten Punkt.
- Direkt nach dem Aufwachen steigt der Cortisolspiegel schnell an und erreicht innerhalb der ersten 30 bis 45 Minuten nach dem Aufstehen nor-

malerweise seinen Höhepunkt. Dieser Anstieg wird als »Cortisolwachstum« bezeichnet und ist Teil des natürlichen Morgenanstiegs des Hormons.

- Dieser Morgenanstieg des Cortisols ist wichtig, um den Körper auf den bevorstehenden Tag vorzubereiten, die Energie dafür bereitzustellen und den Stoffwechsel zu aktivieren.

Tagsüber

- Im Laufe des Vormittags nimmt der Cortisolspiegel langsam ab und bleibt normalerweise auf einem moderaten Niveau.
- Während des Tages kann der Cortisolspiegel in Reaktion auf Stress, körperliche Aktivität oder Mahlzeiten vorübergehend ansteigen.

Nachmittags

- Am Nachmittag, normalerweise zwischen 14 und 18 Uhr, fällt der Cortisolspiegel weiter ab und erreicht gegen Abend ein niedrigeres Niveau.
- Dieser Abfall des Cortisols bereitet den Körper auf die nächtliche Erholung vor.

Abends

- Abends bleibt der Cortisolspiegel auf einem relativ niedrigen Niveau.
- In den späten Abendstunden und während des Schlafs bleibt der Cortisolspiegel normalerweise auf seinem niedrigsten Niveau.

Bei Dauerstress kann man die sogenannte Cortisolumkehr beobachten: Ein erhöhter Cortisolspiegel am Abend und zu wenig Cortisol am Morgen stören den natürlichen Tagesablauf des Stresshormons. Man ist morgens müde und hat in der Regel erst mal keinen Hunger. Viele machen dann gleich Sport oder arbeiten, ohne zu essen, weil sie denken, dass es ihnen guttut. Logische Schlussfolgerung, denn: Ja, es aktiviert tatsächlich und bringt den Körper in Gang.

Der Grund dafür ist aber leider kein guter: Für den Körper bedeuten diese »Vollgas«-Phasen am Morgen puren Stress, weil damit die Cortisolproduktion steigt. Das macht erst mal wach und fühlt sich gut an. Und es geht gut bis zum Nachmittag: Nicht nach dem Mittagessen, sondern erst ab ungefähr 15 Uhr kommt ein »Mittagstief«, gegen das auch kein doppelter Espresso mehr hilft, gepaart mit Heißhunger. Zum Feierabend hin ist ein absoluter Tiefpunkt erreicht. Doch dann passiert etwas Seltsames: Je später der Abend, desto aktiver wird der Körper wieder. Der Hunger kommt und nach dem Abendessen braucht es oftmals Alkohol, um »runterzukommen«, denn: Das Cortisol ist abends statt morgens erhöht. Man kommt erst spät zur Ruhe – und am Morgen wieder nicht in Schwung.

Der Weg heraus aus diesem Teufelskreis ist, die Stresshormone systematisch zu reduzieren, auch wenn das zunächst mit verstärkter Müdigkeit und Essen ohne Hungergefühl verbunden ist. Bereits nach einer Woche mit Frühstück vor der ersten Aktivität ändert sich das Körpergefühl, der Schlaf wird messbar besser und der morgendliche Hunger kommt nach und nach (geeignete Rezepte je nach Zyklusphase findest du in Kapitel 5 ab Seite 192).

Miriam war in genau diesem Teufelskreis gefangen. Sie beschreibt es so:

»Ich bin jetzt seit knapp zwei Jahren selbstständig und habe gemerkt, dass ich in der Zeit ziemlich zugenommen und die Routine verloren habe, was das gesunde Essen angeht. Ich bin zwar immer noch schlank, also es ist nicht so, dass ich super übergewichtig bin, aber ich habe einfach gemerkt: Ich komme nicht mehr so zum Sport, wie es vorher war, ich fühle mich ständig müde, schlapp, habe kaum noch Energie.

Irgendwann war der Punkt für mich erreicht, wo ich gemerkt habe: Ich muss jetzt irgendwas dagegen machen. Denn ich konnte mich teilweise schon gar nicht mehr richtig konzentrieren und meinen Job so hundertprozentig ausfüllen, wie ich es gerne gemacht hätte. Ich wollte wieder mehr Energie bekommen, das war mein Hauptziel – mich wieder fit zu fühlen und auch wieder so ein bisschen in meinen Wunschkörper reinzukommen, mich einfach wohlzufühlen, sowohl optisch als auch innerlich.

Im Coaching bei Lea Feder haben wir dann durch das Tracking meines Blutzuckerspiegels über 14 Tage gesehen, dass ich größere Probleme damit hatte – im Sinne einer Unterzuckerung. Das war mir vorher gar nicht bewusst. Ich habe ein Ernährungstagebuch geführt und andere Maßnahmen eingeleitet, wie eine gewisse Anzahl an Schritten pro Tag zu absolvieren und eine gewisse Ernährungsumstellung. Zum Beispiel habe ich angefangen, morgens zu frühstücken. Das hat extrem angeschlagen. Das Schönste, was ich durch die Zusammenarbeit gemerkt habe, war, dass ich mich nach langer, langer Zeit mal wieder wirklich ausgeschlafen gefühlt habe. Ein Gefühl, das ich gar nicht mehr kannte, denn vorher habe ich mich, egal ob ich sieben oder acht Stunden geschlafen hatte, jeden Tag schlapp gefühlt. Ich bin aufgewacht und war hundemüde. Und jetzt ist es wieder so, dass ich aufstehe und Energie habe. Und dafür bin ich super dankbar.«

MEINE ERFAHRUNG

Ich möchte von Veronika erzählen. Sie kam nach einem jahrelangen Ärztemarathon mit der Diagnose Reizdarm mit Durchfall zu mir. Dahinter verbarg sich zusätzlich ein gestörtes Essverhalten, eine Essstörung. Besonders in stressigen Phasen hatte sie ganztags Unterzucker, da sie aufgrund des hohen Stresslevels und aus Angst vor Durchfall kaum etwas aß. Sie befand sich in einem Teufelskreis, aus dem unter anderem Lebensmittelunverträglichkeiten hervorgegangen waren. Zu den ärztlichen Diagnosen kam hinzu, dass sie trotz überdurchschnittlicher Schlafdauer (mehr als zwölf Stunden pro Tag) immer schlapp und unkonzentriert war. Meine erste Handlung war, die Kohlenhydratzufuhr maßgeblich zu erhöhen. Doch auch dieser Schritt hat nicht den gewünschten Effekt erzielt. Im Bild sieht man deutlich, dass eine Nahrungsaufnahme (beispielsweise gegen 11 Uhr) nur eine kurze kleine Blutzuckerspitze verursachte.

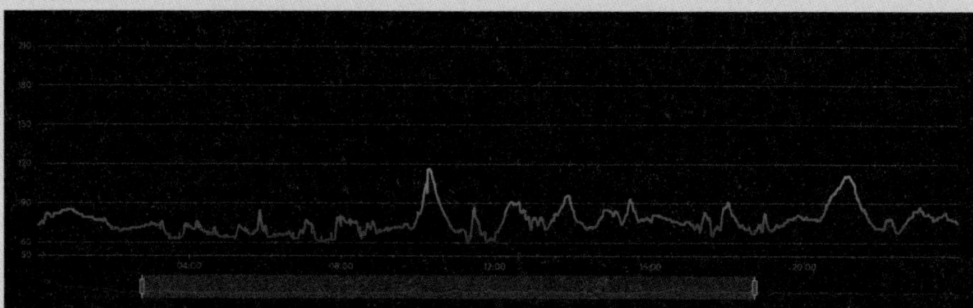

Screenshot des Blutzuckerverlaufs von Veronika zu Beginn unserer Zusammenarbeit (Supersapiens Dashboard)

Der Gamechanger: Wir sind auf leicht verdauliche Nahrung (Kohlenhydratpulver, Nudeln, Reis, etc.), anfangs sogar Schonkost, umgestiegen. Dadurch stabilisierte sich die Blutzuckerkurve, ihr Durchfall wurde besser, die Lebensmittelunverträglichkeiten schwächten sich ab. Noch dazu war Veronika deutlich glücklicher, fühlte sich fitter und hatte sogar wieder Motivation und Kraft für Sport.

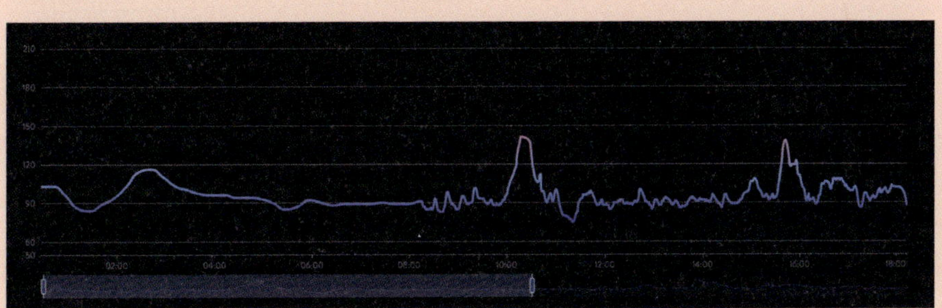

Screenshot des Blutzuckerverlaufs von Veronika nach ein paar Monaten Zusammenarbeit (Supersapiens Dashboard)

Checkliste zur Stressreduktion

Dos

- ✓ Blutzucker konstant halten (dazu später mehr)
- ✓ frühstücken (morgens sind die Kohlenhydratspeicher in der Leber entleert und ein Energiemangel führt direkt zu einem Anstieg der Stresshormone)
- ✓ genug trinken – morgens am besten gleich 500 Milliliter lauwarmes Wasser mit einer Prise Salz (weil Wassermangel die Cortisolproduktion erhöht)
- ✓ im Training Kohlenhydrate aufnehmen (dazu später mehr)
- ✓ möglichst immer zu ähnlichen Zeiten schlafen gehen und aufstehen
- ✓ Abendroutine mit Blaulichtfilter
- ✓ mindestens eine Stunde Bewegung pro Tag in Form von Spazieren, Fahrradfahren oder ähnlichen Aktivitäten

Don'ts

- ✗ kein Nüchterntraining (weil das die Cortisolproduktion erhöht)
- ✗ kein Koffein vor dem Frühstück (erhöht die Cortisolproduktion bei Frauen)
- ✗ keine durchgängigen Low-Carb-Diäten
- ✗ kein intensiver Sport am Abend
- ✗ kein spätes Essen (mindestens drei Stunden vor dem Schlafengehen nichts Schweres mehr essen)
- ✗ keine Sitzphasen über zwei Stunden am Stück

Wir unterscheiden zwei Formen von Stress: kurzzeitige Stressreaktion versus Dauerstress. Stress ist eine natürliche Reaktion des Körpers auf eine Herausforderung, eine Bedrohung oder eine belastende Situation. Total natürlich und überlebensnotwendig – allerdings in Maßen. Es gibt die genannten zwei Hauptformen von Stress, die sich in ihrer Dauer und ihren Auswirkungen auf den Körper unterscheiden.

Kurzzeitige Stressreaktion (akuter Stress)

Die kurzzeitige Stressreaktion, auch als akuter Stress bekannt, tritt als Reaktion auf eine unmittelbare Bedrohung oder Herausforderung auf. Das kann ein Unfall, eine Prüfungssituation oder ein unerwartetes Problem am Arbeitsplatz sein. In solchen Situationen setzt der Körper sofort eine »Kampf oder Flucht«-Reaktion in Gang, um mit der Situation umzugehen.

Während einer kurzzeitigen Stressreaktion werden verschiedene Stresshormone in den Blutkreislauf freigesetzt. Diese Hormone erhöhen die Herzfrequenz, den Blutdruck und die Atemfrequenz, um dem Körper mehr Energie zur Verfügung zu stellen. Die Aufmerksamkeit und die Wachsamkeit werden gesteigert, um angemessen auf die Bedrohung reagieren zu können. Sobald die Stresssituation vorbei ist, normalisiert sich der Körper in der Regel schnell wieder und die Stresshormone werden abgebaut. Die kurzzeitige Stressreaktion ist eine normale und gesunde Reaktion des Organismus auf kurzfristigen Stress. Sie kann sogar leistungsfördernd sein.

Dauerstress (chronischer Stress)

Dauerstress, auch als chronischer Stress bezeichnet, entsteht, wenn Stressoren über einen längeren Zeitraum andauern und der Körper keine Möglichkeit hat, sich zu erholen. Dieser Zustand kann beispielsweise durch anhaltende berufliche Überlastung, zwischenmenschliche Konflikte, finanzielle Sorgen oder eine langfristige gesundheitliche Belastung verursacht werden.

Unterschätzt wird häufig die entscheidende Rolle der körperlichen Balance. Energiemangel, intensives Training oder Bewegungsmangel, übermäßiger Alkoholkonsum, Wassermangel oder Schlafmangel beispielsweise haben einen massiven Einfluss auf das Stresslevel und zugleich auf die Wahrnehmung von Situationen. Ein und dieselbe Situation kann in Abhängigkeit vom vorhandenen Stresslevel also völlig anders bewertet werden. Sitzen wir ausgeschlafen in Ruhe beim Frühstück und jemand schüttet ein Glas um, so werden wir diese Situation anders bewerten, als wenn das Gleiche passiert, nachdem wir aber schlecht geschlafen haben, kaum noch Zeit für das Frühstück bleibt und wir schon fast zu spät dran sind für den Weg zur Arbeit.

Bei chronischem Stress ist der Körper ständig einem erhöhten Stresshormonspiegel ausgesetzt. Neben Schlafstörungen, Erschöpfung, Verdauungsproblemen, Angstzuständen, Depressionen und einem geschwächten Immunsystem kann chronischer Stress auch zu schwerwiegenden Krankheiten wie Herz-Kreislauf-Erkrankungen, Diabetes und Bluthochdruck führen sowie langfristige Auswirkungen auf die psychische Gesundheit haben.

Cortisol runter! Stress reduzieren

Es gibt verschiedene Möglichkeiten, den Cortisolspiegel zu senken und mit Stress besser umzugehen. Manchen Menschen scheint das, was ihnen im Außen passiert, weniger auszumachen als anderen. Sie können also besser mit Stress umgehen. Doch woran liegt das?

Im Laufe der Jahre als Trainerin für gesunde Leistungsfähigkeit in Sport und Alltag habe ich zusammen mit meinem Team über 500 Menschen begleitet. Für uns stehen bei unserer Arbeit zwei Werkzeuge im Vordergrund: körperliche und mentale Werkzeuge. Was häufig unterschätzt wird, ist die körperliche Grundlage, die man schaffen kann, um Stress anders wahrzunehmen. Auch im Gespräch mit Psychotherapeuten wird immer wieder klar, dass die besten mentalen Werkzeuge und Entspannungstechniken nicht im selben Maße wirken können, wenn die körperliche Grundlage nicht stabil ist.

Einer der wichtigsten Einflussfaktoren darauf, wie man Stress empfindet, ist der Schlaf: Selbst wer lange genug schläft, schläft nicht automatisch erholsam. Umgekehrt ist der Lebensstil derer, die ausreichend hochqualitativen Schlaf haben, in der Regel sehr ausgewogen.

Um die Schlafqualität also zu verbessern, ist es wichtig, tagsüber zu lange Phasen des Sitzens zu vermeiden. Ein guter Richtwert ist hier, stündlich oder spätestens alle zwei Stunden für mindestens fünf Minuten aufzustehen. Das funktioniert auch im stressigen Berufsalltag, indem man immer wieder kurze Spaziergänge von fünf bis zehn Minuten einbaut, zeitweise im Stehen arbeitet oder kleine Mobilitätszirkel in den Alltag integriert (ein Beispiel hierfür findest du in Kapitel 5). Die Regel ist: Man muss sich bewegen, um gut schlafen zu können. Eine Stunde Bewegung am Tag – das entspricht ungefähr 5600 Schritten – ist ein guter Anfang. Meistens bekommt man diese Zahl schon zusammen, wenn man mal eine Busstation des Arbeitsweges zu Fuß läuft, den Einkauf nicht mit dem Auto erledigt oder immer die Treppen statt des Aufzugs nimmt.

Tipp

Bewegung verbessert die Gehirndurchblutung und fördert dadurch die Konzentration.[7]

Der zweite entscheidende Bereich für guten Schlaf ist die Ernährung. Hier haben vor allem zwei Faktoren einen entscheidenden Einfluss: Die Blutglukosestabilität und das passende Timing der Nahrungsaufnahme. Damit die Zusammenhänge verständlich werden, solltest du zunächst folgenden Ablauf verstehen: Melatonin – das Schlafhormon – und Cortisol – das Stresshormon – sind Gegenspieler. Ganz vereinfacht gesagt: Melatonin lässt uns einschlafen, Cortisol lässt uns am Morgen wieder erwachen. Durch starke Schwankungen des Blutzuckerspiegels am Tag produziert der Körper allerdings so viel Cortisol, dass die Melatoninproduktion reduziert wird. Dadurch gelangt der Körper nicht in die eigentlich vorgesehenen Schlafphasen, welche die Grundlage für einen erholsamen Schlaf darstellen. Zudem begünstigen starke Blutzuckerschwankungen und hohe Stresshormonspiegel nächtlichen Unterzucker, besonders in den frühen Morgenstunden um 4 Uhr herum. Möglicherweise wachst du dadurch nachts auch häufiger auf.

Tipp

Um einen möglichst stabilen Blutzuckerverlauf zu gewährleisten, solltest du alle Mahlzeiten vollwertig aufbauen. Ich bezeichne dieses Prinzip gern als »Baukastensystem«. Als einzelne Bausteine zählen Fette, Kohlenhydrate, Proteine und Ballaststoffe. Bei der Zusammenstellung eines Gerichts solltest du aus jedem Baustein Lebensmittel wählen. Fette und Ballaststoffe »verpacken« zum Beispiel die Kohlenhydrate, sodass sie langsamer im Blut ankommen. Dadurch wird dein Blutzuckerspiegel deutlich stabiler. Außerdem ist die Art der Kohlenhydrate entscheidend. Das Stichwort lautet: komplex. Komplexe Kohlenhydrate werden deutlich langsamer ins Blut aufgenommen als schnell verfügbare Kohlenhydrate, weshalb du sie bevorzugen solltest. Proteine sättigen dich langanhaltend.

Fette	Proteine	Kohlenhydrate	Ballaststoffe
• Avocado	• Eier	• Hülsenfrüchte	• Gemüse
• Lachs	• Vollfettquark	• Vollkornbrot	• Obst
• Leinöl, Olivenöl	• Feta	• Vollkornreis	• Saaten, Kerne
• Vollfettquark	• Fleisch	• Quinoa	• Hülsenfrüchte
• Nüsse	• Hülsenfrüchte	• Kartoffeln	• Nüsse

Baukastensystem für eine ausgewogene Zusammensetzung der Mahlzeiten

Der zweite Faktor ist wie erwähnt das Timing der Nahrungsaufnahme. Zum einen ist es wichtig, morgens zu frühstücken, da unser Cortisolspiegel am Morgen natürlicherweise am höchsten ist. Isst man morgens nichts, läuft der Körper besonders bei Frauen bis zur ersten Mahlzeit im Stressstoffwechsel – das ist nicht wünschenswert. Zum anderen ist es hilfreich, die letzte Mahlzeit (dazu zählen auch Getränke – bis auf Wasser und ungesüßten Tee) am Abend mindestens drei Stunden vor dem Schlafengehen zu sich zu nehmen. Spätes, fettiges Essen beschäftigt deinen Verdauungstrakt viele Stunden, erhöht deinen Ruhepuls und stört deinen Schlaf.

Tipp

Wenn du unterwegs bist und zum Beispiel mittags »mal schnell was essen« musst, hast du oftmals nur eine Auswahl an Gerichten, die reich an Kohlenhydraten und Fetten sind, jedoch wenig Proteine enthalten. Bestes Beispiel: die Butterbreze vom Bäcker. Du kannst diesen Mangel an Proteinen leicht ausgleichen – beispielsweise mit Whey Protein oder veganem Proteinpulver. Durch so ein Getränk kannst du dein Mittagessen aufwerten und dem späteren Heißhunger vorbeugen.

Die richtige Abendroutine rundet den Tag ab und bereitet ideal auf den Schlaf vor. Das Ziel sollte sein, die Melatoninproduktion anzuregen und die Cortisolproduktion weitestgehend zu minimieren. Dabei können Routinen deinem Körper helfen, abends besser abzuschalten. In der folgenden Übersicht findest du die wichtigsten Punkte, um deine Nacht erholsamer zu gestalten:

- einen Spaziergang als »Tagesabschluss« etablieren
- kein Koffein nach 14 Uhr
- Blaulichtfilter auf Bildschirmen verwenden, keine Tageslichtlampen nutzen
- Time Boxing: emotionale Themen oder anspruchsvolle Aufgaben nur tagsüber bearbeiten. Zum Beispiel den Mailordner nach 17 Uhr nicht mehr öffnen
- drei Stunden vor dem Schlafengehen nichts mehr essen und trinken (außer Wasser oder ungesüßten Tee. Wenn der Hunger doch einmal zuschlägt, dann iss etwas Leichtes wie Magerquark mit Beeren.)
- mithilfe einer Routine das Einschlafen vorbereiten: lesen, eine Tasse Tee, Yoga, dehnen, den nächsten Tag planen
- Schlafzimmertemperatur möglichst etwas unter 20 Grad regulieren
- Schlafzimmer gut durchlüften
- für warme Füße sorgen, denn zum Einschlafen reduziert der Körper die Temperatur über die Füße und dazu müssen sie gut durchblutet sein.
- das Schlafzimmer möglichst lichtfrei gestalten für eine gute Produktion des Schlafhormons Melatonin

Wusstest du, dass bereits der Schein einer Straßenlaterne während der Nacht deine Melatoninproduktion stören kann? In deinen Augen sind Lichtsensoren, die erkennen sollen, ob gerade Tag oder Nacht ist. Blaues Licht, wie es in einigen Lampen und nahezu allen Bildschirmen vorkommt, signalisiert dem Gehirn, dass Tag ist. Du wirst nicht müde, denn die Produktion des Schlafhormons Melatonin wird dadurch vermindert.

Tipp

Es ist wichtig, nicht erst ein paar Minuten vor dem Schlafengehen kein blaues Licht mehr auf die Augen zu bekommen, sondern bereits einige Stunden davor. Es gibt kostenfreie Blaulichtfilter-Apps wie f.lux, die du dir auf Laptop und Handy installieren kannst. Durch den Blaulichtfilter wird der Bildschirm abends von Stunde zu Stunde gelber, denn das blaue Licht wird herausgefiltert. Das ist nicht optimal, wenn man gern die exakten Farbtöne erkennen möchte, wie bei der Bildbearbeitung oder dem Online-Shopping, aber für viele Tätigkeiten funktioniert es hervorragend und macht dich trotz Bildschirmnutzung müde für die Nacht.

Einer der wichtigsten Einflussfaktoren auf Stress ist eine gute Schlafqualität. Um hohe Cortisollevel zu vermeiden, ist es also besonders wichtig, den Schlaf zu optimieren, und das schafft man am besten, indem man bereits den Tagesablauf so anpasst, dass man nachts besser schlafen kann. Das ist besonders für Frauen wichtig, weil zu hohe Stresshormonspiegel den Zyklus durcheinanderbringen können.

Wenn die körperliche Basis steht, geht es an die mentalen Werkzeuge. Eines der wichtigsten Themen, wenn man Stress reduzieren will, ist Eigenverantwortung. Wer versteht, dass es nicht immer darum geht, was im Außen passiert, sondern dass erst unsere eigene Bewertung der Geschehnisse im Außen darüber entscheidet, wie es uns damit geht, wird folgendes Modell anwenden können: Love it, change it, or leave it. Du lernst verstehen, dass du meistens die Wahl hast, wie du mit einer Situation umgehst. Wählst du bewusst eine der drei Optionen, wirst du deutlich weniger Stress empfinden.

- Love it: Das bedeutet, die Situation so zu akzeptieren, wie sie ist, und einen Weg zu finden, sie zu schätzen oder anzunehmen. Das kann zum Beispiel funktionieren, indem man die Perspektive auf dieselbe Situation ändert.

- Change it: Bei diesem Ansatz geht es darum, die Aspekte der Situation zu erkennen, die unbefriedigend sind oder verbessert werden könnten, um dann Maßnahmen ergreifen zu können, welche die Situation tatsächlich verändern. Man hat in den meisten Fällen die Wahl. So abstrakt der Gedanke auch sein mag, aber außer körperlichen Bedürfnissen nachzukommen und rechtliche Grenzen einzuhalten, müssen wir im Leben relativ wenig wirklich genau so machen, wie es zunächst scheint. Wenn dich beispielsweise ein Arbeitskollege nervt, ist es die deutlich stressreduzierendere Variante, etwas daran zu ändern, als dich täglich darüber zu ärgern. Du kannst das Gespräch suchen, deine Bedürfnisse kommunizieren und konstruktive Lösungen anbieten. Damit kannst du die Situation möglicherweise wandeln.
- Leave it: Wenn man sich nicht in der Lage sieht, die Situation zu lieben und nicht in der Lage oder nicht willens ist, die notwendigen Veränderungen vorzunehmen, besteht diese Option darin, sich ganz aus der Situation zu entfernen.

GHRELIN: DAS HUNGERHORMON

Auf unserem Weg durch die Welt der Hormone betrachten wir nun die Rolle des »Hungerteufels«. Ghrelin, auch bekannt als das »Hungerhormon«, spielt eine wichtige Rolle bei der Regulation des Appetits und des Energiehaushalts im Körper. Es wird hauptsächlich im Magen produziert, aber in geringeren Mengen auch in anderen Organen, wie dem Darm und dem Gehirn.

Die Rolle von Ghrelin besteht darin, dem Gehirn zu signalisieren, dass der Körper Nahrung benötigt: Wenn der Magen leer ist, steigt der Ghrelinspiegel an, was das Hungergefühl auslöst und den Appetit stimuliert. Ghrelin sendet Signale an den Hypothalamus, das Gehirnzentrum, das unter anderem für die Steuerung des Essverhaltens und des Energiehaushalts verantwortlich ist.

Die Ausschüttung von Ghrelin folgt einem charakteristischen Muster:

- Anstieg vor den Mahlzeiten: Der Ghrelinspiegel steigt normalerweise einige Stunden vor den geplanten Mahlzeiten an. Dies signalisiert dem Körper, dass er bald Nahrung benötigt, und regt das Hungergefühl an.
- Abnahme nach den Mahlzeiten: Nach dem Essen nimmt der Ghrelinspiegel ab, da der Magen durch die Nahrung gefüllt wurde. Das Hungergefühl lässt nach.

Ghrelin interagiert mit anderen Hormonen, die an der Regulation des Appetits beteiligt sind, wie zum Beispiel dem Leptin, das als »Sättigungshormon« bekannt ist. Leptin wird von den Fettzellen produziert und signalisiert dem Gehirn, wenn der Körper ausreichend Energievorräte hat und das Hungergefühl gedämpft werden kann.

Die Regulation von Ghrelin und anderen Hormonen, die am Appetit beteiligt sind, ist komplex und wird von verschiedenen Faktoren beeinflusst, einschließlich der Nahrungszusammensetzung, des Stoffwechsels, des Schlaf-Wach-Rhythmus und des Stresslevels. Einen maßgeblichen Einfluss darauf, Ghrelin »im Zaum zu halten«, hat das Sättigungshormon Leptin, das du im nächsten Abschnitt kennenlernst. Ein Ungleichgewicht dieser Hormone kann zu Essstörungen, Gewichtszunahme oder -verlust führen.

Blutzuckerkonstanz hat einen maßgeblichen Einfluss auf den Zyklus und auf die Entstehung von Zyklusproblemen wie PMS und Periodenschmerzen. Es ist deshalb aus meiner Sicht relevant zu verstehen, wie Hunger und Sättigung funktionieren.

LEPTIN: DAS SÄTTIGUNGSHORMON

Leptin ist ein wichtiger Bestandteil des hormonellen Regulationsmechanismus, der uns dabei hilft, unseren Energiehaushalt und unser Körpergewicht zu kontrollieren.

Leptin wird hauptsächlich von den Fettzellen im Körper produziert. Produktion und Freisetzung von Leptin erfolgen kontinuierlich. Es wird in erster Linie in Relation zur Körpermasse und insbesondere zur Fettmasse hergestellt. Wenn die Fettmasse im Körper zunimmt, steigt auch die Leptinproduktion in den Fettzellen. Das Hormon signalisiert dem Gehirn, dass der Körper genügend Energievorräte hat, und das Hungergefühl wird gedämpft, das Sättigungsgefühl verstärkt. So essen wir weniger, die Energieaufnahme reguliert sich. Wenn die Fettmasse dagegen abnimmt, sinkt auch die Leptinproduktion. Dadurch erhält das Gehirn das Signal, dass die Energiereserven im Körper knapper werden. Es entsteht Hunger, um mehr Nahrungsaufnahme zu sichern und die Energiereserven aufzufüllen.

Bei Übergewichtigen kann eine Resistenz gegenüber Leptin auftreten, was bedeutet, dass trotz hoher Leptinwerte das Hungergefühl nicht ausreichend gedämpft wird. Das kann zu mehr Essen, weiterer Gewichtszunahme oder anderen Stoffwechselstörungen führen. Forscher untersuchen die Rolle von Leptin und anderen Hormonen bei der Gewichtsregulierung weiter, um besser zu verstehen, wie diese Prozesse funktionieren und wie sie therapeutisch beeinflusst werden können.

DAS ZUSAMMENSPIEL VON LEPTIN, GHRELIN UND CORTISOL

Das Zusammenspiel von Leptin und Ghrelin spielt eine entscheidende Rolle bei der Regulation des Appetits und des Energiehaushalts im Körper. Die beiden Hormone sind einerseits Gegenspieler, andererseits arbeiten sie zusammen, um das Essverhalten und das Körpergewicht zu regulieren.

Auch das Stresshormon Cortisol hat hier seine Finger im Spiel und einen Einfluss auf die Produktion und das Zusammenspiel von Leptin und Ghrelin:

- Cortisol und Leptin: Stress, insbesondere chronischer Stress, führt im Allgemeinen zu einer Erhöhung der Cortisolproduktion. Ein erhöhter Cortisolspiegel im Körper wiederum kann die Empfindlichkeit gegenüber Leptin verringern, was zu einer sogenannten »Leptinresistenz« führen kann. Das bedeutet: Trotz hoher Leptinwerte im Blut reagiert das Hirn nicht angemessen auf das Signal, dass der Körper eigentlich über genug Energievorräte verfügt. Das heißt: Die betroffene Person hat einen gesteigerten Appetit und isst möglicherweise mehr als nötig.
- Cortisol und Ghrelin: Stress kann auch die Ausschüttung von Ghrelin beeinflussen. Ein erhöhter Cortisolspiegel im Blut kann beispielsweise dazu führen, dass der Ghrelinspiegel ansteigt, was das Hungergefühl verstärken kann.
- »Stressessen«: Ein weiterer Effekt von Cortisol auf Leptin und Ghrelin besteht darin, dass erhöhter Stress das Verhalten in Bezug auf die Nahrungsaufnahme beeinflussen kann. Manche Menschen reagieren auf Stress, indem sie vermehrt ungesunde, kalorienreiche Lebensmittel zu sich nehmen. Dies kann zu einer weiteren Dysregulation des Appetits und der Hormone führen.

Es ist wichtig zu beachten, dass die Wechselwirkung zwischen Cortisol, Leptin und Ghrelin komplex ist und von vielen Faktoren beeinflusst wird, einschließlich individueller Unterschiede, Lebensstil, Ernährung und genetischer Veranlagung. Chronischer Stress und ein gestörter Hormonhaushalt können zu Essstörungen, Gewichtszunahme oder -verlust und anderen gesundheitlichen Problemen führen. Und sie beeinflussen nicht zuletzt auch unseren weiblichen Zyklus und unsere Leistungsfähigkeit.

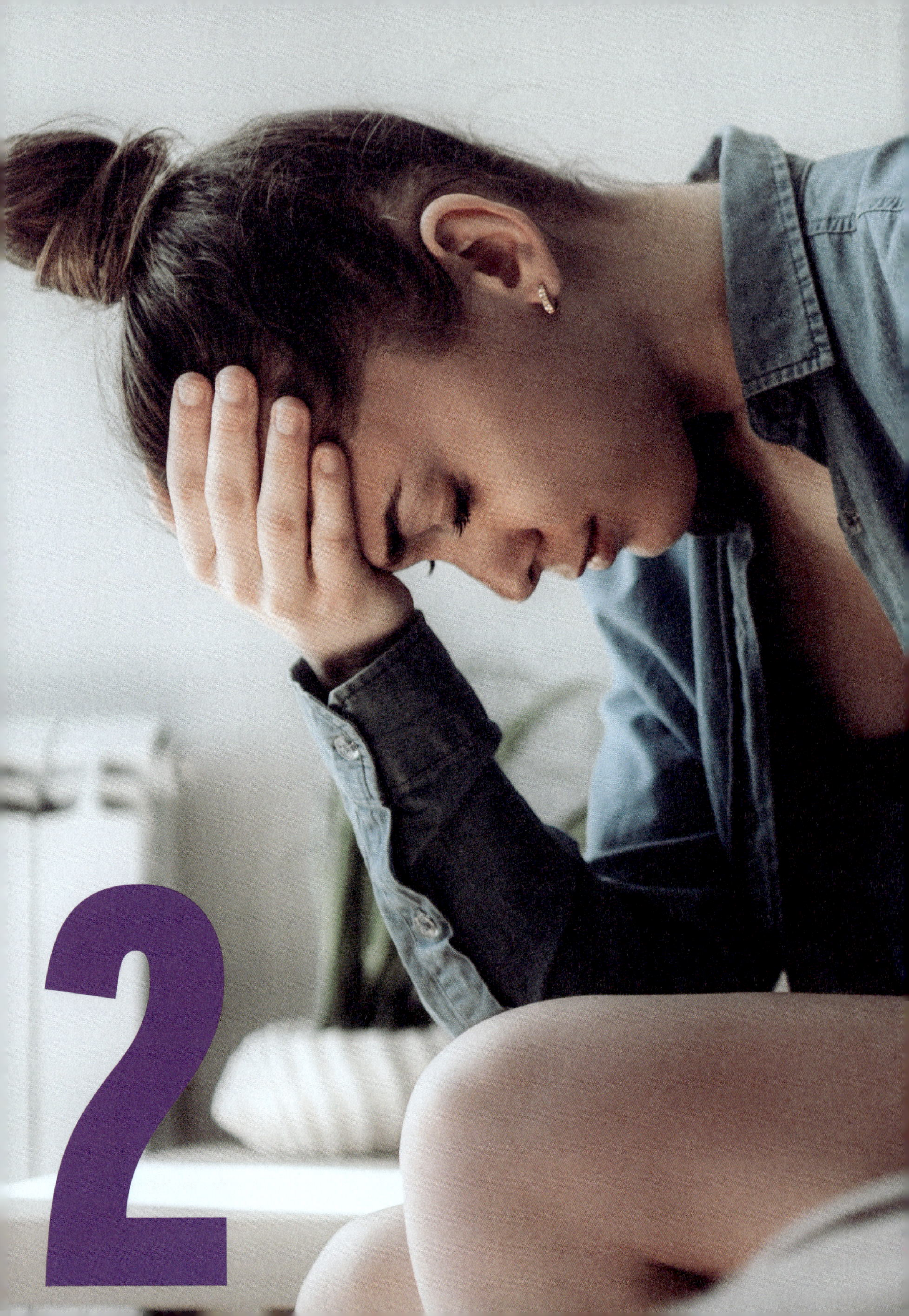

2

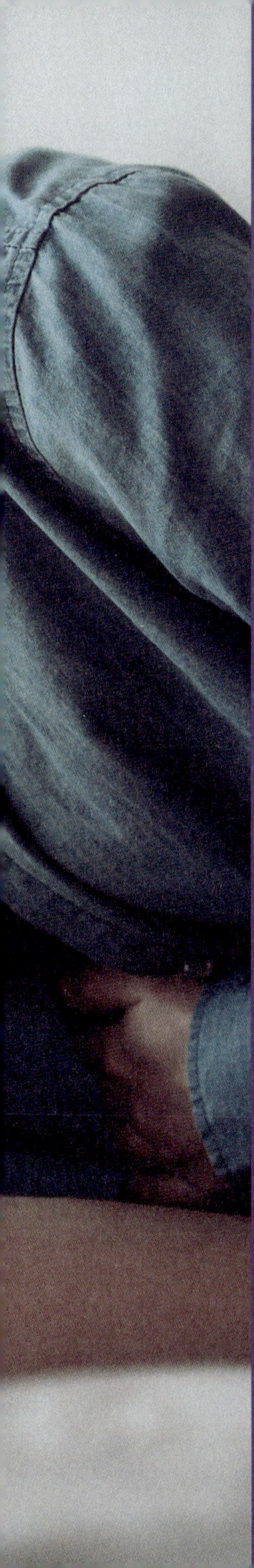

Zyklusbeschwerden

Krämpfe, Stimmungsschwankungen, Müdigkeit, Heißhunger, Appetitlosigkeit, PMS – das sind nur einige der Beschwerden, die während oder kurz vor der Periode auftreten können. Die Intensität dieser Leiden variiert von Frau zu Frau. Warum einige Frauen mehr und andere gar nicht davon betroffen sind und wie du deine Zyklusbeschwerden lindern kannst, erfährst du in diesem Kapitel.

WENN DER ZYKLUS PROBLEME MACHT

»Wenn ich meine Tage bekomme, fühlt es sich an, als würde mir jemand ein Messer in den Bauch rammen.« »Mir geht es in den Tagen vor meiner Menstruation emotional so schlecht, dass ich manchmal gar nicht aus dem Bett komme.« »Meine Periode ist so stark, dass ich jeden Monat Dutzende Tampons verbrauche und Schmerzmittel schlucke.«

So klingt es, wenn Frauen von ihren Zyklusbeschwerden berichten. Körperliche, emotionale oder hormonelle Symptome variieren von Frau zu Frau in Art und Intensität – Menstruationsschmerzen (Dysmenorrhoe), Prämenstruelles Syndrom (PMS) mit Stimmungsschwankungen und körperlichen Beschwerden sowie unregelmäßige oder starke Blutungen sind die häufigsten Probleme, mit denen Frauen zu kämpfen haben. Manche leiden auch unter Menstruationsmigräne, Brustspannen oder Schlafstörungen. All diese Beschwerden können den Alltag und die Lebensqualität extrem beeinträchtigen. Das liegt auch an der ständigen Wiederholung: Kaum sind die Beschwerden überwunden, geht es gefühlt schon in die nächste Runde. Es gibt jedoch verschiedene Möglichkeiten, Zyklusbeschwerden zu lindern und zu bewältigen. Wichtig zu sagen ist, dass diese Beschwerden auf ein hormonelles Ungleichgewicht schließen lassen und nicht normal sind. Eine gesunde Frau in hormoneller Balance hat diese Beschwerden normalerweise nicht. Besteht der schlechte Ruf der Periode also zu Unrecht? Das Thema Menstruation ist oftmals eher negativ assoziiert: Periodenschmerzen, Stimmungsschwankungen und Wassereinlagerungen sind die Themen, mit denen die meisten Frauen zu uns kommen. Diese negative Sichtweise wird dem weiblichen Zyklus jedoch nicht ganz gerecht, denn diese Beschwerden sind nicht normal. Ziel dieses Buches ist es daher, dass du erfährst, wie auch du schmerzfrei und ohne PMS durch deinen Zyklus kommst. Beginnen wir mit der Analyse menstruationstypischer Beschwerden.

DAS PRÄMENSTRUELLE SYNDROM (PMS)

Kennst du diese typischen Symptome des Prämenstruellen Syndroms?

- Die Brüste spannen?
- Schon der kleinste Ärger bringt dich auf die Palme?
- Du weißt nicht, wie du dich heute wieder stundenlang auf deine Arbeit konzentrieren sollst?
- Du denkst ständig an Süßigkeiten oder andere Snacks, die du dir jetzt gerne auf die Couch holen würdest?
- Du fühlst dich unwohl in deinem Körper?
- Du überlegst, woher diese innere Unruhe auf einmal kommt?
- Keine Jeans passt gerade so richtig, weil du einen Blähbauch hast?
- In ruhigen Momenten fragst du dich, warum du vorhin so unfreundlich warst?
- Du bist geplagt von Durchfall?
- Deine Haut wird unrein?
- Du liegst nachts lange wach, weil du nicht einschlafen kannst?
- Du kommst morgens aufgrund mangelnder Motivation kaum aus dem Bett?
- Der Schweinehund in Sachen Sport ist größer denn je?
- Du hast Kopfschmerzen und Wassereinlagerungen?

Das kennt vermutlich fast jede Frau in der ein oder anderen Kombination, die nicht hormonell verhütet und einen Zyklus hat. Das ist PMS, das Prämenstruelle Syndrom.

Auch Katrin kennt PMS nur zu gut. Sie erzählt:

»Früher dachte ich immer, die Tage der Periode sind das Tal der Tränen. Stimmt aber nicht. Mittlerweile habe ich regelrecht Paranoia vor den Tagen VOR meiner Menstruation. Ich fühle mich dann körperlich nicht wohl in meiner Haut, habe einen Blähbauch, fühle mich fett, habe Hungerattacken, Kreislaufbeschwerden, bin müde. Ich bin unsozial, eigenbrötlerisch, empfindlich, habe nichts von meiner Stärke und meinem Selbstbewusstsein, das ich sonst verspüre. Meine Psyche ist am Tiefpunkt. Es gab schon Tage, da war ich dermaßen depressiv, dass ich kaum aufstehen konnte. Absurd, weil man als Frau ja auch weiß, dass es wieder vorübergeht. Aber dieser Gedankengang hilft einem in diesem Augenblick nicht. Ich bin regelrecht erleichtert, wenn ich meine Tage bekomme, weil ich weiß, dass es dann wieder bergauf geht.«

PMS umfasst eine Gruppe von unangenehmen körperlichen, emotionalen und psychischen Symptomen, an denen – je nach Umfrage oder Studie – 20 bis 60 Prozent aller Frauen wenige Tage vor Beginn ihrer Menstruation und teilweise auch während der Menstruation leiden.

- Schmerzen beim Geschlechtsverkehr, Brustspannen, Kopf- und Rückenschmerzen bis hin zu Migräne
- Stimmungsschwankungen, Müdigkeit, Antriebslosigkeit, Erschöpfungssymptome, depressive Verstimmung, Angstzustände, innere Unruhe, Aggressivität

Die genauen Ursachen des Prämenstruellen Syndroms sind nicht vollständig bekannt, aber es wird angenommen, dass eine Kombination von Faktoren dazu beiträgt, die Symptome hervorzurufen. Einige der möglichen Ursachen und Mechanismen, die mit PMS in Verbindung gebracht werden, sind beispielsweise:

- Bewegungsmangel im Alltag
- Triggersubstanzen wie Alkohol, Nikotin und Koffein
- Chronischer Stress
- Schlafmangel
- Blutzuckerschwankungen

Tipp

Du kannst deinen Blutzuckerspiegel Tag und Nacht für 14 Tage mit einem kleinen Blutzuckersensor am Arm, der sich mit deinem Handy verbindet, tracken. So findest du heraus, welche Mahlzeiten und emotionalen Situationen deinen Blutzuckerspiegel aus dem Gleichgewicht bringen. Außerdem siehst du, wenn du dich im Training oder Alltag nicht ausreichend mit Kohlenhydraten versorgst. Das führt besonders in der zweiten Zyklushälfte zu nächtlichem Unterzucker, was das PMS geradezu anheizt. Mehr zu Blutzuckermessung findest du auf Seite 115.

PMS WIRKUNGSVOLL VORBEUGEN

Es braucht einen konsequent gesunden Lebensstil, um PMS vollständig aus dem Leben herauszuhalten. Es gibt allerdings auch einige einfache Maßnahmen, die Frauen ergreifen können, um Symptome zu lindern:

- Gesunde Ernährung: Starke Blutzuckerschwankungen sind in der zweiten Zyklushälfte wie Öl im Feuer! Sie verstärken die Symptome, die sowieso schon auftreten, zum Beispiel Wassereinlagerungen und Blähungen. Eine

gute Mischung aus ausreichend Obst, Gemüse, Vollkornprodukten, magerem Protein und gesunden Fetten kann dazu beitragen, den Hormonhaushalt zu stabilisieren und PMS-Symptome zu lindern.
Ein konkreter Tipp: Bereite dir einen Quinoasalat mit hochwertigem Olivenöl, Gewürzen deiner Wahl und frischen Kräutern zu. Statt typischerweise Rohkost in den Salat zu geben, kannst du dir ein Blech Ofengemüse vorbereiten, das super zum Quinoa passt. Gedünstetes Gemüse kommt deinem Darm besonders in den Tagen vor der Periode zugute. Zusätzlich eignen sich optional Avocado und Feta.

- Regelmäßige körperliche Aktivität: Gerade in der zweiten Zyklushälfte igeln sich Frauen gern ein und wollen am liebsten nur noch im Bett liegen. Doch auch wenn die Motivation gering ist – manchmal hilft es schon, den Weg zum Supermarkt oder zur Arbeit zu Fuß zurückzulegen. Bewegung hat positive Auswirkungen auf den Hormonhaushalt und kann Stress reduzieren.
  Ein konkreter Tipp: Etabliere die Routine, dir nach dem Mittagessen 15 Minuten Zeit für einen kleinen Spaziergang zu nehmen – auch wenn der Alltag oder die Arbeit noch so stressig ist. Du wirst Folgendes feststellen: Du erleidest keinen Zeitverlust bei der Arbeit, weil du nach dem Spaziergang wieder produktiver und schneller bist und eher eine Kaffeepause dafür weglassen kannst.
- Stressmanagement: Stress hat einen großen Einfluss auf die Entstehung von PMS und Regelschmerzen, denn er führt zu einem erhöhten Prolaktinspiegel und einem niedrigen Progesteronspiegel. Cortisol, das Stresshormon, kann zu einem Endgegner werden, der dich vor allem in der zweiten Zyklushälfte in eine Abwärtsspirale bugsiert.
  Ein konkreter Tipp: Such dir eine Entspannungstechnik, mit der du dich wohlfühlst. Das kann beispielsweise Yoga, eine Atemtechnik oder Meditation sein. Investiere die wenigen Minuten, um deinen Körper zu entspannen und dein Stresslevel zu reduzieren.

Tipp

Box-Breathing ist eine Atemtechnik, die sehr einfach und zugleich wirkungsvoll ist und die du immer anwenden kannst, wenn du runterkommen willst: vier Sekunden einatmen, vier Sekunden Luft anhalten, vier Sekunden ausatmen, vier Sekunden Luft anhalten – wiederholen.

- Ausreichend Schlaf: In dieser Phase kurz vor der Menstruation ist der erholsame Schlaf noch wichtiger als sonst. Es helfen abendliche Routinen (siehe Seite 37 im Abschnitt »Cortisol«), um in die wichtigen Schlafphasen zu kommen. In der Nacht durchläuft der Körper mehrere Schlafzyklen von je 90 Minuten. Die einzelnen Zyklen bestehen neben Einschlafen und Leichtschlaf aus Tiefschlaf und REM-Schlaf. Vereinfacht gesagt enthalten die Schlafphasen in der ersten Nachthälfte mehr Tiefschlaf und in der zweiten Nachhälfte mehr REM-Schlaf. Tiefschlaf ist für die körperliche Erholung, Regeneration und das Wohlbefinden wichtig. Während dieser Phase werden außerdem Gedächtnisinhalte sortiert und gespeichert. Außerdem entgiftet der Körper, baut Stress ab und reguliert verschiedene Hormone. Mit Beginn der zweiten Schlafhälfte fällst du in den REM-Schlaf. REM steht für *Rapid Eye Movement*, da sich jetzt meist die Augen charakteristisch hin- und herbewegen. Das Gehirn ist vergleichsweise sehr aktiv, die Muskelaktivität hingegen sinkt. Grund dafür sind die lebhaften Träume, die besonders während dieser Phase stattfinden – so vermeidet der Körper ungewollte Bewegungen. Der REM-Schlaf ist zusätzlich für das Verarbeiten von Emotionen unerlässlich. Durch einen Schlaf, der mit allen Phasen reibungslos klappt, kann der Körper die Hormone auf eine gute Weise regulieren.
  Ein konkreter Tipp: Den Schlaf kann man mittlerweile mit vielen verschiedenen Wearables tracken. Dazu zählen unter anderem Sportuhren, das Whoop-Armband oder der Oura-Ring. Es lohnt sich, deine Schlafqualität zu messen und zu beobachten. Solltest du über diese Daten feststellen,

dass du zum Beispiel nicht ausreichend REM-Schlaf bekommst, kann es dir extrem helfen, die Schlafdauer zu erhöhen, notfalls auch über einen Powernap. Das mag am Anfang schwer für dich sein, doch dein Körper lernt es, wenn du dranbleibst.

- Nahrungsergänzungsmittel: Manchmal helfen diese Substanzen, um PMS-Symptome zu lindern, vor allem Magnesium, Vitamin B_6 und Omega-3-Fettsäuren. Sie bewirken Folgendes:
  Omega-3-Fettsäuren haben eine stark entzündungshemmende Wirkung und fördern auch emotionale Stabilität. Sie wirken sich außerdem positiv auf verschiedene Hormonsysteme aus. Einen besonders hohen Anteil an Omega-3-Fettsäuren enthalten Leinöl und Nüsse.
  Magnesium wirkt krampflösend und entspannend, wodurch es deine Gebärmutter während dieser Phase unterstützen kann. Hafer und Quinoa gehören beispielsweise zu den magnesiumreichen Lebensmitteln.
  Vitamin B_6 hilft vor allem gegen negative Verstimmtheit und Schmerzen während der Periode. Es ist außerdem wichtig für die Produktion des Glückshormons Serotonin. Lachs, Walnüsse und Avocado enthalten viel Vitamin B_6.
- Hormonelle Verhütung: Wenn gar nichts mehr hilft, kann die Einnahme hormoneller Verhütungsmittel wie der Pille oder hormoneller Intrauterinpessare dazu beitragen, PMS-Symptome zu reduzieren oder zu regulieren. Hierzu sollte jedoch immer ärztliche Rücksprache gehalten werden.

Tipp

Falls du mittels kupferhaltigem IUP verhütest und seitdem unter einem Hautausschlag um den Mund herum leidest, kann dir eine Haarmineralanlyse zur Bestimmung deiner Zinkversorgung Aufschluss geben: Kupfer verdrängt Zink und ein Zinkmangel kann die sogenannte Mundrose, oder auch *periorale Dermatitis*, fördern. Falls ein Zinkmangel vorliegt, kann die gezielte Zinksubstitution Abhilfe schaffen.

Mira Kunzmann, Ernährungsberaterin bei WAY TO WIN

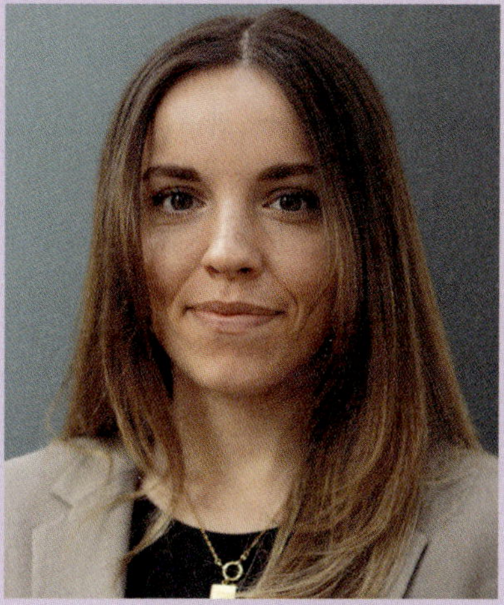

»Seit Lea mir diesen Tipp gegeben hat, empfehle ich ihn jeder Freundin, die mir von ihren Heißhungerattacken vor der Periode erzählt. Es ist ganz einfach: Misch dir einen Proteinshake und geh vor die Tür. Schon ein 15-minütiger Spaziergang in Kombination mit dem Shake reicht aus, um den Heißhunger zu stillen. Klingt verrückt? Probiere es aus. Die häufigsten Gründe für Heißhunger sind Bewegungs- und Proteinmangel.«

DYSMENORRHOE: REGELSCHMERZEN

Regelschmerzen heißen in der Fachsprache Dysmenorrhoe und beschreiben krampfartige Schmerzen im Unterbauch, die während der Menstruation auftreten. Die genauen Ursachen von Regelschmerzen sind nicht vollständig bekannt, aber es gibt mehrere Faktoren, die dazu beitragen können. Während der Menstruation zieht sich die Gebärmutter zusammen, um die Gebärmutterschleimhaut abzustoßen. Diese Kontraktionen können zu Schmerzen führen, besonders wenn sie stark und krampfartig sind. Magnesiummangel und intensives Training können diese Krämpfe noch begünstigen.

Nora konnte von Dysmenorrhoe ein Lied singen – bis sie Hilfe fand. Sie erzählt:

»Ich hatte immer solche starken Periodenschmerzen, dass ich schon eine Woche vorher Angst davor hatte. Ich hätte damals wirklich alles dafür gegeben, zu wissen, wie ich sie loswerden kann. Durch die Zusammenarbeit mit WAY TO WIN habe ich endlich verstanden, wie ich meinen Körper mit Verpflegung im Training und einer an die Zyklusphasen angepassten Ernährung besser unterstützen kann. Ich habe heute kaum noch Schmerzen. Wenn überhaupt ein leichtes Ziehen, kurz bevor es losgeht, aber dann weiß ich meistens auch direkt, wo ich einen Fehler beim Essen gemacht habe. Es in der Hand zu haben, nimmt mir die Angst.«

Prostaglandine sind chemische Verbindungen, die während der Menstruation in der Gebärmutter freigesetzt werden. Sie spielen eine Rolle bei der Regulierung der Uteruskontraktionen und können Entzündungen und Schmerzen verursachen, wenn sie in zu großen Mengen vorhanden sind. Oftmals ist eine Reizung des Darms an erhöhten Prostaglandinspiegeln mitbeteiligt. Meistens kann die Aminosäure L-Glutamin helfen, den Darm zu beruhigen. Omega-3-Fettsäuren können regulierend auf die Prostaglandinsynthese wirken und dadurch Menstruationsschmerzen lindern.

Tipp

Die Erschütterungen beim Joggen reizen oft den Darm. Es kann deshalb sinnvoll sein, in der Woche vor der Menstruation eher auf Sportarten wie Radfahren oder Schwimmen umzusteigen. Bist du Läuferin, kann es für dich sinnvoll sein, zügig zu walken, da hier die Erschütterungen deutlich geringer sind. Und keine Sorge: Auch Walken kann einen guten Trainingseffekt haben! Ich empfehle in dieser wie auch in den anderen Zyklusphasen: nach der letzten Mahlzeit ausreichend Zeit vergehen lassen, bevor du zum Laufen aufbrichst. Aus meiner Erfahrung sind hier zwei bis drei Stunden sinnvoll, um den Darm nicht unnötig zu belasten. Wer direkt morgens Joggen gehen möchte, sollte kurz vor und während des Laufs flüssige Kohlenhydrate zu sich nehmen und auf eine richtige Mahlzeit verzichten. Flüssige Kohlenhydrate sind Getränkepulver für die Trinkflasche wie Maltodextrin oder Vitargo oder Kohlenhydratgels, die als Hauptquelle Maltodextrin enthalten. Achte beim Kauf darauf, dass keine Süßstoffe enthalten sind.

ENDOMETRIOSE

Eine ganz andere Ursache für Regelschmerzen kann Endometriose sein: Das ist eine chronische Erkrankung, bei der gebärmutterschleimhaut-ähnliche Zellen außerhalb der Gebärmutter wachsen. Man ist lange Zeit davon ausgegangen, dass es sich hierbei um Zellen aus der Gebärmutterschleimhaut handelt, die über die Eileiter in den Bauchraum gelangen. Es gibt Studien zufolge jedoch Grund zur Annahme, dass es sich hierbei um eigenständige Zellen handelt, die nicht aus der Gebärmutter kommen. Dieses abnorme Gewebe kann sich in verschiedenen Bereichen des Beckens ansiedeln, wie zum Beispiel an den Eierstöcken, Eileitern, dem Bauchfell, dem Darm oder der Blase. In seltenen Fällen kann es sich auch außerhalb des Beckens ausbreiten.

Während des Menstruationszyklus unterliegt die Gebärmutterschleimhaut (*Endometrium*) normalerweise zyklischen Veränderungen, bis sie mit der Menstruation abgestoßen wird. Bei Endometriose tritt sie als abnormes Gewebe zumindest teilweise nicht aus dem Körper aus. Stattdessen kann sie zu Entzündungen, Schmerzen, Verwachsungen, Zystenbildung und Vernarbungen führen.

Symptome von Endometriose können sein:

- sehr starke und krampfartige Regelschmerzen (Dysmenorrhoe)
- Schmerzen beim Geschlechtsverkehr (Dyspareunie)
- Schmerzen beim Wasserlassen oder beim Stuhlgang während der Periode
- unregelmäßige oder starke Menstruationsblutungen
- Müdigkeit und Erschöpfung
- Probleme bei der Empfängnis (Unfruchtbarkeit)

Es ist wichtig, dass Frauen, die einen Verdacht auf Endometriose haben oder unter ungewöhnlichen Schmerzen im Beckenbereich leiden, einen Frauenarzt oder eine Frauenärztin aufsuchen, um eine genaue Diagnose und eine geeignete Behandlung zu erhalten.

REGELSCHMERZEN VORBEUGEN – DAS GEHÖRT DAZU

- Gesunde Ernährung: Die Basis ist ein konstanter Blutzuckerspiegel, besonders in der zweiten Zyklushälfte. Das funktioniert, indem jede Mahlzeit neben Kohlenhydraten einen ausreichenden Fett- und Ballaststoffanteil enthält, da das die Aufnahme der Kohlenhydrate in das Blut verlangsamt. Mindestens 1,5 Gramm pro Kilogramm Körpergewicht Proteine am Tag können außerdem helfen, Heißhunger vorzubeugen (geeignete Gerichte zum Vorbeugen von Periodenschmerzen findest du in Kapitel 5).

- Regelmäßige Bewegung: Mäßiger Sport und körperliche Aktivität können helfen zu entspannen, Stress abzubauen und dadurch weniger Schmerzen zu empfinden.
- Wärmeanwendungen: Eine Wärmflasche oder ein warmes Bad können bei Regelschmerzen helfen, indem sie die Durchblutung fördern und die Muskulatur entspannen.
- Entspannungstechniken: Stress kann Regelschmerzen verschlimmern. Lerne Entspannungstechniken wie Meditation, Atemübungen oder Yoga, um Stress abzubauen und besser mit Schmerzen umzugehen.
- Hormonelle Verhütung: Bis die Lebensstilveränderungen ihre Wirkung zeigen, kann die Einnahme hormoneller Verhütungsmittel wie der Pille als Überbrückung zur Reduktion von Regelschmerzen in ärztlicher Rücksprache in Betracht gezogen werden.
- Zyklusbeobachtung: Ein Menstruationstagebuch kann helfen, den Verlauf des Zyklus zu beobachten und mögliche Muster in Bezug auf die Schmerzen zu erkennen. So behältst du im Überblick, welche Maßnahmen hilfreich sind. Das unterstützt dich dabei, dich besser auf die bevorstehenden Phasen vorzubereiten.

Regelschmerzen lindern

Dos

- ✓ ausreichend Bewegung im Alltag
- ✓ Blutzucker konstant halten
- ✓ für eine hohe Schlafqualität sorgen
- ✓ lockere Sporteinheiten
- ✓ Pausen in den Alltag einplanen (Powernap)
- ✓ Entspannungstechniken anwenden
- ✓ ausreichend Flüssigkeit

Don't s

- ✗ schnelle Kohlenhydrate
- ✗ schwer verdauliche Lebensmittel
- ✗ Heißhunger mit Süßigkeiten »stillen«
- ✗ intensives Training
- ✗ Bewegungsmangel
- ✗ Schlafmangel

ZYKLUSSTÖRUNGEN

Neben der für Sportlerinnen besonders häufigen und schwerwiegenden sekundären Amenorrhoe können weitere Blutungsstörungen auftreten.

VERÄNDERUNG VON BLUTUNGSSTÄRKE, -DAUER UND/ODER -FREQUENZ

Die möglichen Störungen der Blutungsfrequenz reichen vom Ausbleiben der Regelblutung über eine seltene Regelblutung alle sechs bis zwölf Wochen bis hin zu einer häufigen, die binnen weniger als 25 Tagen stattfindet, sowie einer azyklischen Regelblutung, die sehr unregelmäßig kommt. Störungen der Blutungsstärke und -dauer können sich in Form von zu langer, zu kurzer, zu starker oder zu schwacher Blutung zeigen. Die möglichen Ursachen für Zyklusstörungen sind extrem vielseitig und sollten immer ärztlich abgeklärt werden.

AMENORRHOE: AUSBLEIBEN DER MONATSBLUTUNG

Im sportlichen Kontext ist das Ausbleiben der Periode (sekundäre Amenorrhoe) das wichtigste Störungsbild, denn es ist sehr auffällig, dass häufig Ausdauersportlerinnen jeder Leistungsklasse – von Hobby- bis Profisportlerin – davon betroffen sein können. Je nach Quelle heißt es, dass bis zu 60 Prozent aller Ausdauersportlerinnen bereits eine sekundäre Amenorrhoe haben oder hatten. Weit verbreitet ist dabei die Annahme, dass das normal und sogar praktisch ist. Ist es aber nicht. Es ist unnormal und extrem ungesund. Und es ist vermeidbar, wenn du gesund trainierst. Amenorrhoe ist ein medizinischer Begriff, der das Ausbleiben der Menstruation bei Frauen beschreibt. Es gibt zwei Hauptarten von Amenorrhoe: primäre und sekundäre Amenorrhoe.

Anna beschreibt ihren Weg mit der Amenorrhoe:

»Ich hatte gar keinen Zyklus mehr und habe mir im Grunde auch gar nicht den Einfluss des Trainings auf den Zyklus bewusst gemacht. Ich wollte ganz gerne mehr erfahren, selbst wieder gesund trainieren, mit meinem Körper im Einklang sein. Mein Ziel und meine Erwartungen waren, irgendwo wirklich zu verstehen: Wie sind die Zusammenhänge, was passiert in meinem Körper? Warum habe ich keinen Zyklus? Da ich nur Hobbysportlerin bin und keine Profisportlerin, war mir der Einfluss des Sports gar nicht so bekannt. Ich wollte, dass es nicht mehr nur so abgetan wird, im Sinne von: »Iss mal mehr und mach weniger Sport!« Denn ich dachte: Wo ist denn die Basis? Was ist denn jetzt gesund, wo ist das Gleichgewicht? Diese ganzen Zusammenhänge zu verstehen, das fand ich super spannend. Im Grunde gibt's viele Warnsignale, die mein Körper schon gesendet hatte, bevor ich gemerkt habe, dass ich keinen Zyklus mehr habe. Vorher war das durch die Pille irgendwie verdeckt geblieben.«

Primäre vs. sekundäre Amenorrhoe

Primäre Amenorrhoe beschreibt den Zustand, wenn eine junge Frau bis zum Alter von 16 Jahren noch keine Menstruation hat. Dafür kann es verschiedene Gründe geben, wie genetisch bedingte Krankheitsbilder, hormonelle Störungen oder strukturelle Probleme im Fortpflanzungssystem. Hier sollte immer ärztlicher Rat eingeholt werden.

Sekundäre Amenorrhoe bedeutet, dass die Periode länger als sechs Monate ausbleibt, obwohl sie davor regelmäßig aufgetreten ist. Die sekundäre Amenorrhoe ist für Sportlerinnen besonders relevant und steht hier im Vordergrund, denn: Übermäßiger Sport kann ein Grund dafür sein. Daneben aber auch hormonelle Störungen, selbstverständlich eine Schwangerschaft, die Stillzeit, extreme Gewichtsveränderungen, Stress, bestimmte Medikamente, Erkrankungen wie das polyzystische Ovarialsyndrom (PCOS) oder Schilddrüsenerkrankungen.

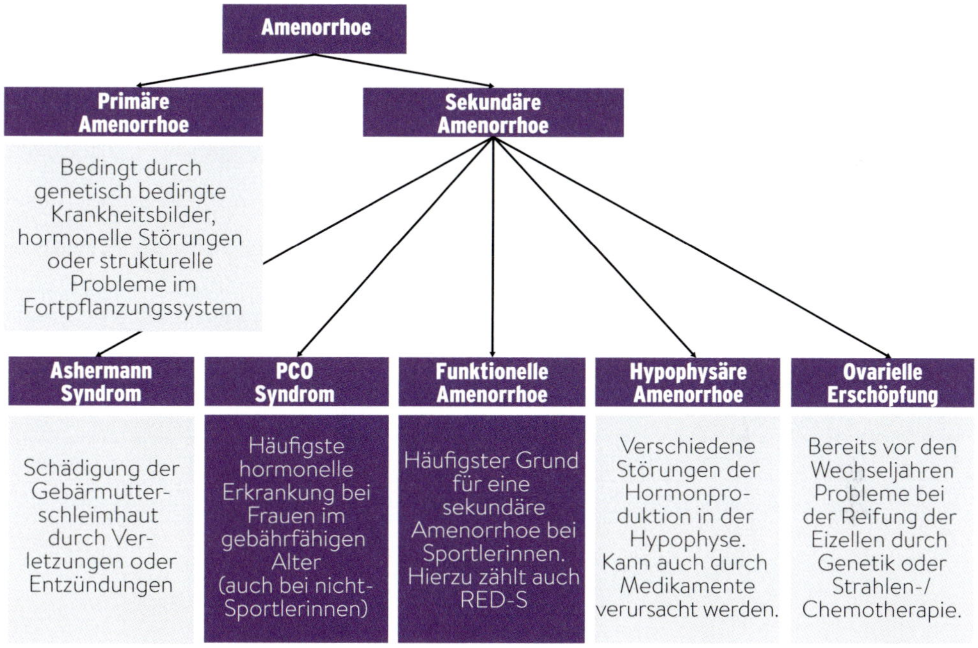

Unterschiedliche Arten von Amenorrhoe

Ursachen der sekundären Amenorrhoe

Die verschiedenen Ursachen für eine sekundäre Amenorrhoe können in fünf Kategorien eingeteilt werden. Ich möchte sie einzeln kurz beschreiben:

Ashermann-Syndrom

Die Periode kann ausbleiben, wenn die Gebärmutterschleimhaut geschädigt wurde. Das kann im Rahmen von Traumata, Entzündungen oder medizinischen Eingriffen wie beispielsweise der Ausschabung nach einem Abort passieren.

Syndrom der polyzystischen Ovarien (PCO-Syndrom)

In der Regel taucht dies aufgrund eines leicht erhöhten Androgenspiegels (männliches Geschlechtshormon) auf. Der Eisprung bleibt aus und es kann zu Zysten an den Eierstöcken kommen. Das PCO-Syndrom ist die häufigste hormonelle Erkrankung geschlechtsreifer Frauen, vier bis sieben Prozent sind davon betroffen. Folgende Symptome können auftreten:

- unregelmäßige Menstruationszyklen oder Ausbleiben der Menstruation (Amenorrhoe)
- überschüssiges Haarwachstum im Gesicht, an der Brust, am Bauch oder im unteren Rückenbereich (*Hirsutismus*) als Zeichen eines leicht erhöhten Androgenspiegels
- Akne
- Gewichtszunahme und/oder Schwierigkeiten beim Abnehmen
- Fruchtbarkeitsprobleme, einschließlich Schwierigkeiten, schwanger zu werden
- bei rund 30 Prozent der betroffenen Frauen eine gestörte Glukosetoleranz bis hin zum Typ-2-Diabetes

In der ärztlichen Untersuchung im Ultraschall sind oftmals viele Zysten an den Eierstöcken zu sehen. Sie entstehen durch das Ausbleiben des Eisprungs. Es reifen mehrere Follikel heran, aber keiner schafft es bis zum Eisprung. Sie bleiben als Zysten zurück.

Am Anfang des PCO-Syndroms steht oft eine gesteigerte Östrogenproduktion, beispielsweise aufgrund von Übergewicht, entzündlichen Prozessen im Körper, durch die Einnahme der Pille oder genetische Ursachen. Das führt zu einem hormonellen Ungleichgewicht. Zum einen wird so das sensible Zusammenspiel der verschiedenen Hormone durcheinandergebracht, die den

Eisprung auslösen. Zum anderen stellen die Eierstöcke weniger Östrogen her, da ja bereits viel Östrogen, beispielsweise aus Fettzellen, im System ist. Das Östrogen in den Eierstöcken wird aus männlichen Sexualhormonen hergestellt. Wird die Produktion dort reduziert, wird lediglich der letzte Umbauprozess von den männlichen Sexualhormonen zu Östrogen gehemmt, sodass diese Hormone »übrig« bleiben und in erhöhter Konzentration im Blut messbar sind.

Vorzeitige ovarielle Erschöpfung

Hier reifen die Follikel nicht mehr richtig. Warum Eierstöcke manchmal bereits vor den Wechseljahren Probleme bei der Reifung der Eizellen haben, ist nicht bekannt. Vermutet wird, dass sowohl genetische Veränderungen als auch andere Reize wie Entzündungen oder Strahlen- oder Chemotherapie zu verschiedenen Fehlern in diesem Bereich führen können. Der Zyklus kann jedoch wieder einsetzen, da eine Zerstörung aller Keimzellen unüblich ist.

Hypophysäre Ursachen

Die sekundäre Amenorrhoe kann auch durch verschiedene Störungen der Hormonproduktion in der Hypophyse bedingt sein. Interessant zu wissen ist, dass Medikamente wie Antidepressiva, Stress und eine Schilddrüsenunterfunktion hiermit in Zusammenhang stehen können. Für eine Abklärung der Ursache ist ärztlicher Rat unabdingbar.

Hypothalamische Amenorrhoe

Zur hypothalamischen oder funktionellen Amenorrhoe gehört auch das Relative Energie-Defizit-Syndrom im Sport (RED-S). Wir sprechen hier von Hormonstörungen bedingt durch den Lebensstil oder die Psyche: Stress, Übertraining, Energiemangel, Traumata können Auslöser sein.

Die hypothalamische Amenorrhoe bezeichnet eine zu geringe Ausschüttung des wichtigsten Taktgebers im weiblichen Zyklus: des Gonadotropin freisetzenden Hormons GnRH. Der Zyklus wird also von der höchsten Instanz abgeschaltet, weil der Körper aufgrund einer Notsituation infrage stellt, ob er eine Schwangerschaft überleben würde. Ursachen können von seelischen Belastungen wie Traumata bis hin zu Unterernährung wie beispielsweise Anorexie reichen. Aber auch Sport kann eben zu einem Problem führen, nämlich dann, wenn ein Missverhältnis zwischen Sport und Energieaufnahme herrscht – sprich: wenn die Sportlerin dem Körper in einer anspruchsvollen Phase zu wenig Nahrung gibt.

Diese Art der sekundären Amenorrhoe wird vom Internationalen Olympischen Komitee seit 2014 als *Relative Energy Deficiency in Sport*-Syndrom (RED-S) definiert.[8] RED-S beschreibt einen Symptomkomplex bei sportlichen Frauen und Männern, der auf chronischen Energiemangel zurückzuführen ist. Das RED-S-Konzept wurde auf Basis eines zuvor identifizierten Syndroms bei Athletinnen, der sogenannten *Female Athlete Triad*, erweitert. Diese beschreibt Sportlerinnen mit chronischem Energiemangel, Menstruationsstörungen und niedriger Knochenmineraldichte.[9] Wie du vorbeugen kannst oder wieder zurück zu deinem natürlichen Zyklus kommst, liest du insbesondere in Kapitel 4.

Die Radsportlerin Maria kennt die Erschöpfung durch viel Sport und wenig Nahrung sehr gut:

»Mein Fokus lag eigentlich immer auf dem Training, also immer nur viel fahren und wenig essen. Und das hat sich nach oben geschaukelt. Ich bin teilweise schon vor der Arbeit zwei Stunden nüchtern gefahren und dachte: Das ist gut, immer schön den Fettstoffwechsel antreiben! Ich habe bewusst wenig gegessen und so hat sich das immer weiter nach oben geschaukelt, bis ich eigentlich gar nicht mehr konnte. Ich war nur noch müde, abgeschlagen, unkonzentriert und hatte überhaupt keine Lust mehr zu fahren. Ich hatte jahrelang keinen Zyklus mehr, hab das aber ignoriert. Ich dachte: Es fahren ja so viele Frauen Rad, es gehört vielleicht einfach dazu.

Irgendwann hatte ich überhaupt keine Lust mehr, irgendwas zu machen, und als ich mir Hilfe in der Frauenklinik suchen wollte, hieß es: Ich solle zunehmen und keinen Sport mehr machen. Das war ein kleiner Weltuntergang für mich. Und dann habe ich selber recherchiert, um rauszufinden, ob es noch andere Frauen gibt wie mich.

Ich kannte Lea vom aktiven Leistungssport und dachte mir, sie kann mir vielleicht helfen, weil sie sich mit dem Thema auskennt. Ich habe einen Trainingsplan bekommen, der mir gesagt hat, wie ich mich verpflegen muss. Mir wurde da erst richtig bewusst, wie wichtig es ist, sich konsequent und richtig zu ernähren, gerade auch während des Trainings. Ich hatte früher bei vier, fünf Stunden vielleicht maximal eine Banane und einen Riegel dabei, was jetzt überhaupt nicht mehr geht. Ich begriff zu diesem Zeitpunkt erst, was ich meinem Körper eigentlich zugemutet hatte und wie wichtig es wirklich ist, nicht in einen Mangel reinzukommen, sondern konsequent mit Kohlenhydraten in der Flasche zu fahren. Man hat trainiert, weil es einfach so dazugehört hat, um dann auch ohne schlechtes Gewissen essen zu können – und jetzt hat sich das Ganze gedreht. Also ich esse, um überhaupt trainieren zu können, und nicht umgekehrt.«

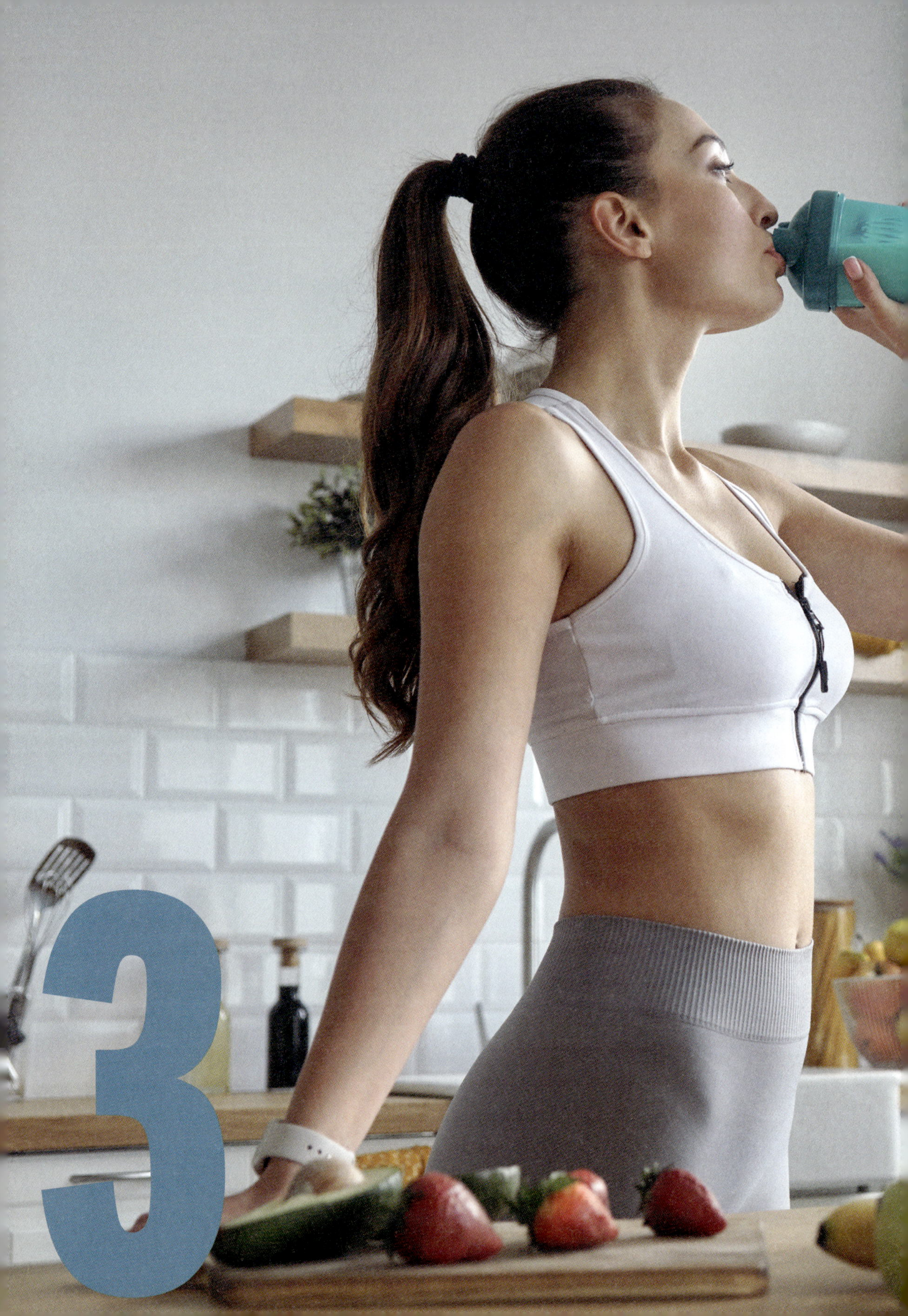

3

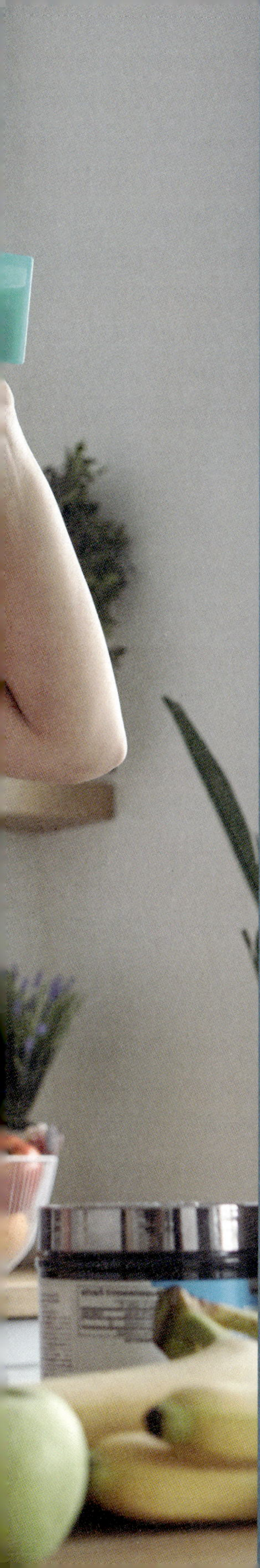

Zyklus und Training in Balance

Nachdem wir in den ersten Kapiteln einige Grundlagen gelegt haben, geht es nun um all die Möglichkeiten, deinen Zyklus und dein Training auszugleichen und deinen Organismus wieder in Balance zu bringen.

Hierbei geht es zum einen um zyklusgesteuertes Training und zum anderen um ein gesundes Training als Frau – ob mit oder ohne natürlichen Zyklus.

ZYKLUSGESTEUERTES TRAINING

Ich werde sehr häufig nach zyklusgesteuertem Training gefragt. Dabei geht es nicht nur um die Gesundheit des Körpers, sondern auch darum, sich die Hormone des weiblichen Zyklus zunutze zu machen. In erster Linie spielt die Motivation eine große Rolle: Frauen sind in den unterschiedlichen Zyklushälften unterschiedlich motiviert, was die Leistungsbereitschaft und -fähigkeit extrem beeinflusst. Das ist wissenschaftlich erwiesen. Frauen können ohne Weiteres in jeder Zyklusphase intensiv trainieren oder Wettkämpfe bestreiten. Das ist erst mal nicht gesundheitsschädlich, vorausgesetzt man trainiert gesund (also beispielsweise gut verpflegt während der Belastungsphase, wie du noch lesen wirst). Es gibt nur eben diesen extremen Unterschied in der Motivation von Zyklusphase zu Zyklusphase. In zweiter Linie kommt dann noch hinzu, dass bestimmte Trainingsreize in bestimmten Zyklusphasen zu besseren Trainingsanpassungen führen als in anderen Zyklusphasen, dass der Körper zum Beispiel mehr Muskeln aufbaut.

Im Folgenden möchte ich mit dir die einzelnen Phasen des Zyklus durchgehen und jeweils schauen, welche Art von Training dabei sinnvoll und nützlich ist.

MENSTRUATIONSPHASE

Die Menstruation hat zwar keinen guten Ruf, aber eigentlich ist es ein schöner Wendepunkt im Zyklus, denn: Von da an geht es bergauf, jeden Tag – hormonell betrachtet. Das Östrogen steigt an und langsam kehrt auch die Motivation zum Training zurück.

In den ersten ein bis drei Tagen der Menstruation ist es sinnvoll, besonders auf deinen Körper zu hören und das Training eher locker zu gestalten. Grundlagen-

Tanja ist einen längeren Weg gegangen, um in Balance zu kommen. Sie erzählt:

»Eine Herausforderung war, dass ich in der Vergangenheit häufig Rückschläge erleben musste. Wenn ich also mit einem Trainingsplan begonnen habe, konnte ich ihn aus verschiedenen Gründen nicht zu Ende trainieren. Sei es krankheitsbedingt, sei es wegen einer Verletzung oder einem anderen Defizit. Und das hat mir gezeigt, dass ich im Training irgendwas falsch mache. Ich bin dann über verschiedene Berichte auf das Thema zyklusbasiertes Training gestoßen und das hat mir den Anstoß gegeben, an meinem Training explizit was zu ändern. Ich wollte unbedingt meinen ersten Marathon laufen und genau das waren auch die Trainings, die ich mehrmals begonnen hatte und leider nicht zu Ende führen konnte. Dieses Ziel wollte ich nun endlich mit einem gesunden Training erreichen.

Die Umsetzung hat so ausgeschaut, dass ich einen zyklusbasierten Trainingsplan bekommen habe, der sich in meinen Alltag adaptieren ließ – das heißt, meine Arbeit wurde mitberücksichtigt, ebenso andere Freizeitaktivitäten, sodass ich trotz allem die Möglichkeit hatte, private Termine wahrzunehmen. Das war ein wichtiger Punkt. Der andere wichtige Punkt waren Zusatzinformationen, vor allem zur Ernährung und zur Verpflegung während des Trainings. Es ging grundsätzlich um den Lebensstil. Und das hat mir dann geholfen, meinen Körper besser zu verstehen und mit meinem Körper zu trainieren und eben nicht gegen ihn.«

training, wie Ausfahrten mit dem Rad oder eine längere Walkingeinheit, wäre ideal (geeignete Trainingsbeispiele findest du in Kapitel 5). Wenn dir nicht danach ist, überwinde dich dennoch, vor die Tür zu gehen und zumindest eine Stunde pro Tag spazieren zu gehen. Das wird deine Stimmung aufhellen, deinen Schlaf verbessern, eventuelle Entzündungen senken, Krämpfe lösen und vieles mehr.

Tipp

Während der Menstruation kann es sinnvoll sein, auf Jogging zu verzichten und stattdessen walken zu gehen, da die Erschütterungen beim Lauf den Darm reizen können, der möglicherweise ohnehin schon gereizt ist. Bei Einheiten in der Früh lieber auf flüssige Trainingsverpflegung setzen (siehe Seite 91, Abschnitt »Ausdauertraining«) oder die feste Mahlzeit mindestens zwei Stunden vor dem Training essen, um den Darm nicht unnötig zu reizen. Wenn dein Zyklus in Balance ist, wirst du unter diesem Problem vielleicht weniger stark leiden und kannst dann auch wie gewohnt joggen gehen.

Auch wenn deine Periode noch andauert: Ab Tag vier kannst du trainieren, wie ich es gleich für die erste Zyklushälfte beschreibe. Die meisten Frauen haben jetzt keine Beschwerden mehr, im Gegenteil: Der Bewegungsdrang kommt zurück und intensive Einheiten sind endlich wieder sinnvoll möglich.

ERSTE ZYKLUSHÄLFTE: DIE ZEIT FÜR INTENSIVES TRAINING

Die erste Zyklushälfte ist die Phase, in der du die freie Auswahl hast: Du kannst alles machen. Du bist motiviert, kreativ und erholst dich schnell. Genauso verhält es sich auch mit den Trainingsreizen. Der Körper ist aufgrund des weiter steigenden Östrogens in einem anabolen Stoffwechsel: Er baut schnell Muskeln auf. Dein Training hat also mehr Effekt und lohnt sich! Außerdem fällt dir die Leistung besonders leicht, denn deine Motivation ist maximal hoch.

Frauen trainieren in dieser Phase deutlich konsequenter und hochqualitativer. Intensives Krafttraining und hochintensives Intervalltraining (HIIT) sind der effizienteste Weg, um in dieser Phase den höchsten Trainingseffekt zu erreichen (Beispiele für geeignete Trainingseinheiten in dieser Phase findest du in Kapitel 5).

Eine Frage der Kohlenhydrate

Was in diesem Zusammenhang besonders wichtig ist: Intensives Training geht immer mit einem hohen Kohlenhydratverbrauch einher. Das hat folgenden Grund: Unsere Muskulatur besteht aus verschiedenen Fasern, den »langsamen« Fasern, die vorwiegend Fette verbrennen und über einen sehr langen Zeitraum konstant eine kleine Leistung erbringen können, wie bei einem Marathon. Und den schnell zuckenden, die unter Verbrauch von Kohlenhydraten kurzzeitig sehr hohe Leistungen bringen können, wie bei einem Sprint.

Um optimale Anpassungen zu erreichen, ist es daher besonders wichtig, dass du im Training ausreichend Kohlenhydrate zu dir nimmst, da sich sonst die schnell zuckenden Fasern in langsam zuckende Fasern umbauen und du deine Spritzigkeit verlierst. Außerdem laufen bestimmte Prozesse ab, um deinen so genannten Ausdauermotor – die maximale Sauerstoffaufnahme – zu vergrößern. Sie werden nur durchgeführt, wenn der Körper keinen Kohlenhydratmangel erleidet und wenn du spritzig genug bist, um dich ab und zu hochintensiv zu belasten.

50 bis 60 Gramm Kohlenhydrate pro Stunde sind eine gute Basis für intensives Training. Im Leistungssportbereich ist es ratsam, die Kohlenhydratmenge pro Stunde über eine Kombination verschiedener Kohlenhydratquellen weiter zu erhöhen. Am besten nimmst du diese Kohlenhydrate in Form eines Gels oder in Pulverform für die Trinkflasche auf.

Achtung bei Durchfall

Viele Frauen haben zyklusabhängig oder nach intensiven Trainingseinheiten Durchfall. Dann kann die Kohlenhydrataufnahme im Darm massiv eingeschränkt sein. Jetzt ist unbedingt Schonkost zu empfehlen. Hülsenfrüchte, Rohkost und ein zu hoher Ballaststoffanteil können dazu führen, dass der Darm weiter gereizt wird. Der Elektrolythaushalt muss vorsichtig ausgeglichen werden. Hier kann beispielsweise Elotrans, eine Elektrolytmischung aus der Apotheke, genutzt werden.

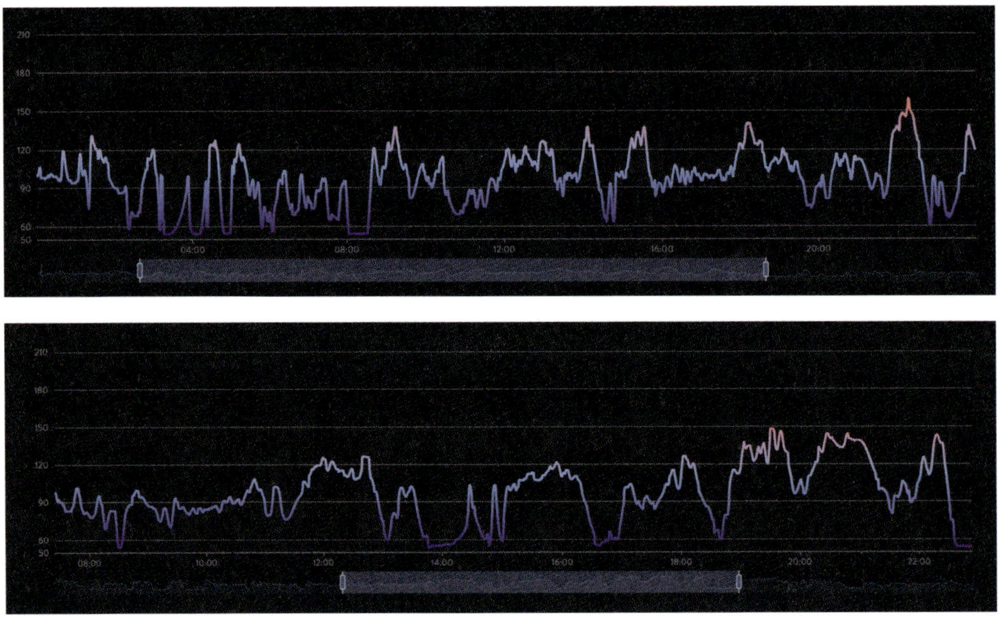

Screenshots des Blutzuckerverlaufs von Maxi im Supersapiens Dashboard. Die Bilder zeigen, dass die Nährstoffaufnahme im Verdauungstrakt gestört ist. Trotz ständiger Kohlenhydratzufuhr treten immer wieder Phasen des Unterzuckers aufgrund von Durchfall auf.

MEINE ERFAHRUNG

In den Abbildungen siehst du die Blutzuckerkurve meiner Klientin Maxi, die aufgrund jahrelanger ketogener Diät (ohne Kohlenhydrate) in ein hormonelles Ungleichgewicht geraten ist. Wir haben in enger Absprache langsam wieder Kohlenhydrate in ihre Mahlzeiten integriert und unter Blutzuckerkontrolle erste Trainingseinheiten geplant. Sie hatte zum Zeitpunkt dieser Aufnahme noch nicht wieder die Stabilität, um Fehler bei der Verpflegung zu kompensieren. Sie hat sich bei ihrem Training (gegen 14 Uhr) nicht ausreichend mit Kohlenhydraten versorgt und auch danach nicht unmittelbar Kohlenhydrate zu sich genommen. Die aufgrund der Vorgeschichte relativ leeren Kohlenhydratspeicher wurden komplett entleert, weshalb sie den restlichen Tag mit vielen Unterzuckerphasen zu kämpfen hatte. Das Wiederauffüllen der Kohlenhydratspeicher nach so einem Tag kann bei Frauen ohne Keto-Vorgeschichte bis zu zwei Wochen dauern. Je höher das Stresslevel des Körpers, desto länger dauert es.

Regeneration im Turbomodus

Dein Stoffwechsel ist in der ersten Zyklusphase ohnehin so eingestellt, dass du perfekt regenerieren kannst: Sofern du dich ausreichend mit Kohlenhydraten verpflegst, geht die Auffüllung der Kohlenhydratspeicher schnell, sodass du für die nächste Trainingseinheit gewappnet bist. Die Reparatur der Muskulatur und die Anpassung im Sinne der Verbesserung deiner maximalen Sauerstoffaufnahme laufen im Turbomodus ab.

Mira Kunzmann aus unserem Team erzählt:

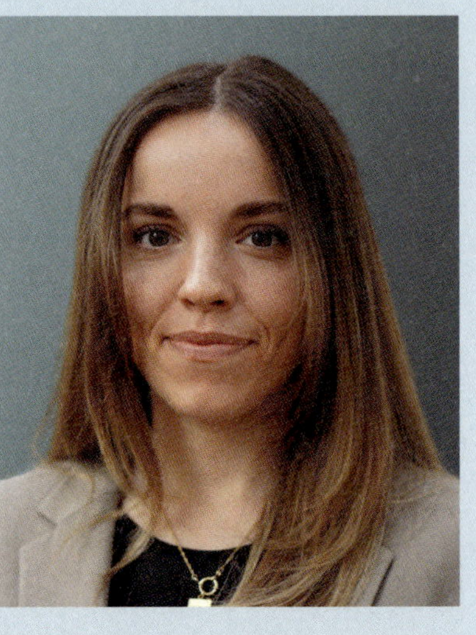

»Als ich mein Praktikum bei WAY TO WIN begonnen habe, wusste ich trotz meiner Begeisterung für Sport, Ernährung und meinem damaligen Bachelorstudium in Oecotrophologie kaum etwas über die richtige Kohlenhydratversorgung im und um das Training herum. Als ich Lea damals in einem Gespräch erzählte, dass ich seit fast einem Jahr auf meine Periode warte, fragte sie mich zuerst, wie denn aktuell mein Training aussieht. Als ich ihr von meinen Mountainbiketouren mit Wasser in der Trinkflasche und einem Riegel im Anschluss erzählte, war es ihr sofort klar: »Dein Körper wird einen Teufel tun und dich fortpflanzungsfähig sein lassen, wenn du dich noch nicht einmal selbst ausreichend versorgen kannst.«

Tipp

Um die intensiven Einheiten noch besser zu verkraften, ist es neben den Kohlenhydraten im Training auch wichtig, ausreichend Proteine zu dir zu nehmen. Es bietet sich deshalb an, direkt nach dem Training einen Quark mit Beeren zu essen oder dir einen Proteinshake mit 20 Gramm Proteinen zu machen. Wenn das Training sehr intensiv war, ist die erste Stunde nach dem Training wichtig für die Kohlenhydrataufnahme. Hier darf es auch mal »süß« werden: kurzkettige, schnell verdauliche Kohlenhydratquellen wie ein Stück trockener Kuchen, ein Müsli oder auch ein Smoothie können hier ein guter Energielieferant sein.

ZWEITE ZYKLUSHÄLFTE

Die zweite Zyklushälfte ist davon geprägt, dass das Hormon Progesteron ansteigt und bald die Östrogenkonzentration übersteigt, bevor beide Hormone zum Ende der zweiten Zyklusphase abfallen. Kurzum: permanente Veränderung. Aus diesem Grund ist es besonders wichtig, die innere Unruhe mit Konstanz von außen auszugleichen. Das funktioniert, indem du Blutzuckerschwankungen reduzierst, extreme Belastungen wie hochintensives Training eindämmst und mehr Fokus auf Ruhepausen und Regeneration legst. Es heißt jedoch nicht, dass du *nicht* trainieren solltest, im Gegenteil: Lockeres Grundlagentraining, koordinatives und krafterhaltendes Training helfen dir dabei, deinen Blutzuckerspiegel

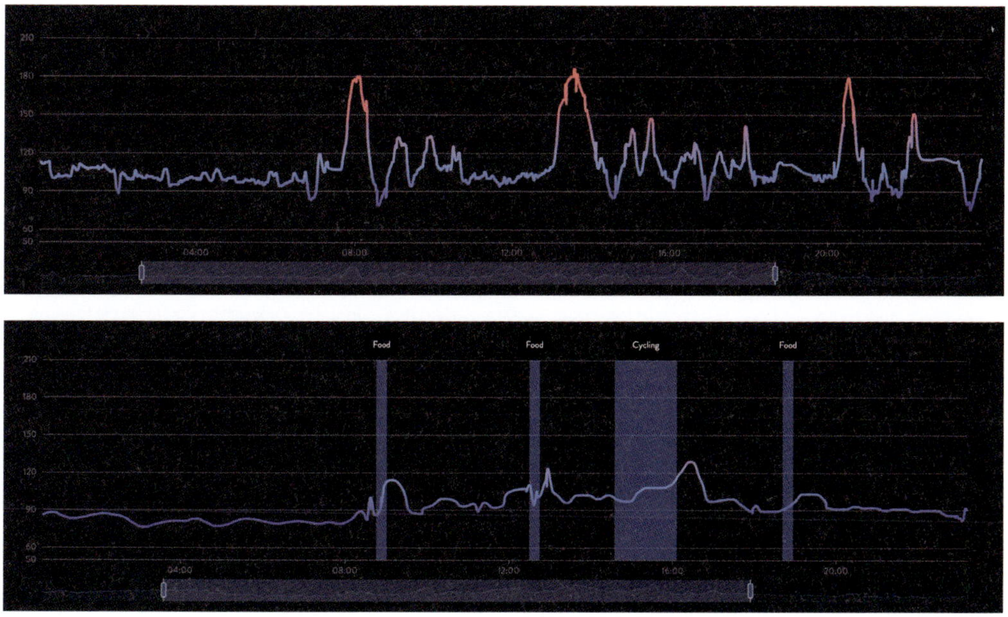

Ein Tag mit starken Blutzuckerschwankungen (oben) und ein »konstanter« Tag (unten) im Screenshot des Blutzuckerverlaufs einer Klientin (Supersapiens Dashboard). Das erste Bild zeigt einen typischen Tag der zweiten Zyklushälfte, an dem viele schnelle Kohlenhydrate gegessen wurden. Schon beim Frühstück wurde die Blutzuckerachterbahn – wie ich sie gern nenne – angeworfen. Der Tag wurde vermutlich von Heißhungerattacken und Gelüsten dominiert und die Klientin erlebte viele Schwankungen. In diesem Fall gilt: Der Morgen macht den Tag. Die zweite Kurve zeigt, dass es auch anders geht.

konstant zu halten, weniger Trainingsform zu verlieren und im nächsten Zyklus mit einer besseren Ausgangslage neu zu starten (geeignete Trainingseinheiten findest du in Kapitel 5).

Reduziere Blutzuckerschwankungen

Blutzuckerschwankungen im Training sind vollkommen in Ordnung. Sie sind sogar erwünscht, weil sie zeigen, dass der Körper versucht, Energie aus seinen Kohlenhydratspeichern bereitzustellen. Während des Trainings ist es also ein gesunder Prozess. An dieser Stelle geht es jedoch darum, zu verstehen, was du machen kannst, um die Schwankungen unmittelbar *nach* dem Training und *in der Nacht* nach einem Trainingstag zu reduzieren, denn: Das Zusammenspiel vom Füllungsstand deiner Kohlenhydratspeicher, dem Trainingsreiz und der Trainingsversorgung ist entscheidend und muss ausgeglichen sein. In der zweiten Zyklushälfte kommt erschwerend hinzu, dass dein Körper die Kohlenhydratspeicher nicht so schnell auffüllen kann wie in der ersten und dass dein Grundumsatz aufgrund der erhöhten Körpertemperatur größer ist. Es ist also in der zweiten Zyklushälfte noch wichtiger, sich gut mit Kohlenhydraten zu verpflegen.

Leg in dieser Phase besonderen Wert auf Fette und Proteine in deinem Frühstück. Ich persönlich frühstücke gerne Avocado oder gedünstetes Gemüse und Rührei und im Anschluss ein Porridge. Daran ändert sich während meines kompletten Zyklus nichts. Der entscheidende Punkt ist folgender: Ich verändere die Anteile bei der Mahlzeitenzusammensetzung. Die Menge an Porridge wird in der zweiten Zyklushälfte kleiner, dafür steigere ich die Menge an Avocado und Eiern. Ein weiterer Punkt ist die Wahl der Flocken, mit denen ich das Porridge zubereite. In der zweiten Zyklushälfte greife ich auf eine grobkörnige Struktur und einen größeren Anteil an Samen und Kernen zurück, da diese Kohlenhydratformen langsamer verdaut und aufgenommen werden.

Tipp

Wenn du morgens trainieren willst, aber noch keinen Hunger hast und nicht frühstücken kannst, brauchst du trotzdem Kohlenhydrate. Und zwar 50 Gramm pro Stunde Training. Das sind 30 Gramm mehr, als wenn du morgens eine Mahlzeit zu dir nimmst. Ein Minimum von 20 Gramm pro Stunde während des Trainings sollte von Frauen nie unterschritten werden. Nimm sie also gern in flüssiger oder Gelform zu dir.

Reduziere Trainingsreize

Intensives Training bringt deinen Körper in dieser Phase nur weiter durcheinander: Es ist letztlich Stress für ihn. Je stabiler dein Körper ist, desto weniger macht es dir aus. Es ist auch nicht per se gesundheitsschädlich, in der zweiten Zyklushälfte intensiv zu trainieren. Es ist allerdings riskant, denn diese Zeit ist aufgrund der Hormonschwankungen deutlich komplexer und verzeiht den Energiemangel nicht. Es ist also nicht unmöglich, in der zweiten Zyklushälfte Intervalle zu trainieren oder Wettkämpfe zu bestreiten, es bedarf nur der Planung und einer präziseren Versorgung. Es gibt keinen wissenschaftlichen Beleg dafür, dass der Körper in dieser Zeit nicht genauso leistungsfähig ist wie in der ersten Hälfte – es ist nur schwieriger, diese Leistungsfähigkeit abzurufen, da die Motivation, sich zu belasten, geringer ist.

Was in Bezug auf Trainingssteuerung noch hinzukommt: In der zweiten Zyklushälfte baut der Körper aufgrund der katabolen Stoffwechsellage eher Muskeln ab als auf. Das bedeutet, dass die Anpassung von intensiven Trainingseinheiten deutlich schlechter ist als in der ersten Hälfte. Aus all diesen Gründen empfiehlt es sich, die Trainingsintensität in dieser Zeit etwas zu reduzieren.

Während intensives Training Blutzuckerschwankungen verstärken kann, hilft lockeres Training dabei, deinen Blutzuckerspiegel konstant zu halten. Grundlagentraining, wie du es in Kapitel 5 findest, reduziert Stress, verbessert deinen Schlaf, hilft dir, den hormonell bedingten Mangel an Glückshormonen auszugleichen, und regt die Durchblutung deines Gehirns an, wodurch du dich besser konzentrieren kannst und deinen Alltag leichter bewältigen wirst.

Tipp

Du kannst in dieser Phase ein Grundlagentraining bei 60 bis 70 Prozent deiner maximalen Herzfrequenz (siehe Kapitel 5 »Von der Theorie zur Praxis«) mit mindestens 20 Gramm Kohlenhydraten pro Stunde durchführen. Dann trainierst du auf der sicheren Seite. Wenn dein Training länger als zwei Stunden dauert oder wenn du nüchtern trainierst, darfst du die Kohlenhydrate weiter nach oben justieren. Dein Körper wird es dir danken!

Der unterschätzte Einfluss des veränderten Schwitzens

Kennst du das: Du wachst nachts auf und bist durchgeschwitzt? Das passiert in der zweiten Zyklushälfte, wenn dein Körper mit der Regulation deiner Körpertemperatur nicht mehr hinterherkommt, weil es beispielsweise zu warm ist, deine Bettdecke nicht atmungsaktiv ist oder du ein viel zu warmes Baumwollshirt trägst.

Deine Körperkerntemperatur ist in der zweiten Zyklushälfte erhöht. Das ist zum einen eine Belastung und ein Mehraufwand für deinen Körper und zum anderen verändert es deine Schweißproduktion. Um zu schlafen, muss dein Körper die Körperkerntemperatur reduzieren. Jetzt hilft es, wenn möglich, die Raumtemperatur herunterzuregeln. Außerdem gibt es funktionelle Schlafanzüge, die ähnlich wie Sportkleidung die Thermoregulation unterstützen.

Für das Training hat dies zur Folge, dass du mehr Wasserversorgung einplanen solltest. Ein guter Richtwert sind hier 500 bis 750 Milliliter pro Stunde Training. Wenn du nach dem Sport häufig Kopfschmerzen bekommst, liegt die Vermutung nahe, dass du dich zu wenig mit Salz versorgt hast. Da du insgesamt mehr schwitzt, braucht der Körper auch mehr Salz. Hinzu kommt der in der zweiten Zyklushälfte oftmals gereizte Darm, über den wir zusätzlich Salz verlieren. Gib einfach eine Prise Salz zu deinem Wasser, um das auszugleichen. Während des Trainings ist Kochsalz (Natriumchlorid) ideal, um den Flüssigkeitsverlust auszugleichen. Hast du jedoch nach dem Training Kopfschmerzen, fehlt dir vermutlich auch Kalium, denn: Wenn dem Körper zu viel Natrium verloren geht, beginnt er damit, Kalium statt Natrium zu verbrauchen. Um diesen Mangel wieder auszugleichen, empfiehlt sich ein Sport-Elektrolyt-Getränk, das auch Kalium enthält.

AUSDAUERTRAINING

Ausdauertraining stellt für Frauen eine besondere Herausforderung dar: Sie müssen sich nicht nur um das Training kümmern, sondern auch ihre Energiezufuhr durch Verpflegung einplanen. Der Stoffwechsel eines Mannes funktioniert anders als der einer Frau: Männer produzieren Testosteron, wenn sie trainieren gehen – auch wenn sie nüchtern trainieren. Testosteron wirkt muskelaufbauend. Frauen produzieren das Stresshormon Cortisol, das muskelabbauend wirkt. Zudem haben Männer kein fragil schwankendes Hormongleichgewicht, sondern sind hormonell deutlich stabiler gegenüber äußeren Einflüssen. Wenngleich auch Männer von einer guten Verpflegung profitieren können, so schadet es Frauen jedoch deutlich schneller, wenn sie während des Trainings nichts zu sich nehmen.

Milena hat gelernt, dass es auf die richtige Verpflegung ankommt. Sie erzählt:

»Ich hatte seit über zwei Jahren keine Periode mehr und war mehr und mehr verzweifelt. Am Anfang ist es mir ehrlich gesagt gar nicht so aufgefallen. Ich hab nicht so drüber nachgedacht und irgendwann bin ich dann halt zur Frauenärztin gegangen und hab gesagt, dass da nichts ist und ob sie nachschauen kann. Sie hat auch festgestellt, dass ich einfach keinen Zyklus habe. Die Frauenärztin wusste ehrlich gesagt nicht so recht, was zu tun ist. Sie hat nur gesagt: »Weniger Sport oder gar keinen Sport mehr.« Für mich ist das keine Option gewesen, weil ich mich dann einfach unwohl fühle, und ja, deswegen habe ich immer weiter recherchiert und recherchiert. Gerade als Frau macht man sich irgendwann dann doch Gedanken, wenn man »nicht funktioniert«. Ich hab auch gehört, es kann bis zu fünf oder zehn Jahre dauern, bis die Periode wiederkommt. Mein hauptsächliches Ziel war natürlich, wieder meine Periode zu bekommen. Man kann es schaffen und trotzdem Sport machen, sogar mehr Sport als vorher.

Der Gamechanger war die Verpflegung vor, während und nach dem Training. Ich habe nach ein paar Monaten wieder meine Periode gehabt und nach einem halben Jahr wieder einen regelmäßigen Zyklus.«

Die Bedeutung der Kohlenhydrate

Kohlenhydrate bestehen aus Zuckermolekülen (Glukose). Die sogenannte »Kettenlänge« oder auch »Verfügbarkeit« gibt an, wie viele Zuckermoleküle aneinanderhängen. Langkettige Kohlenhydrate bestehen also aus mehr Zuckermolekülen als kurzkettige. Je länger die Kette, desto länger dauert es, bis sie im Darm aufgenommen werden können – das heißt, dass sie später ankommen, aber auch länger verfügbar sind, was gut ist. Schnell verfügbare Kohlenhydrate können dagegen schnell aufgenommen werden, weil sie aus kurzen Ketten oder sogar nur einzelnen Molekülen bestehen, sie sind aber auch schnell wieder »weg«. Die Zuckerketten werden im Verdauungssystem zu Glukose umgewandelt und dann vom Körper als Energie genutzt.

Was mir irgendwann auffiel, sind die zwei häufigsten Irrtümer, die uns seit Jahren permanent im Coaching begegnen:

1. die Annahme, dass Kohlenhydrate dick machen.
2. die Annahme, dass man schneller abnimmt, wenn man trainiert, ohne Energie zuzuführen.

Alle Zellen unseres Körpers können aus verschiedenen Energieträgern, sogenannten Makronährstoffen, Energie bereitstellen: aus Proteinen, Fetten und Kohlenhydraten. Es gibt aber eine Ausnahme: unser Gehirn. Das Gehirn kann seine Energie ausschließlich durch Kohlenhydrate generieren. Erst nach einem tagelangen Energiemangel, der das Überleben bedroht, kann der Körper unter enormer Anstrengung und großen Mengen an Stresshormonen einen alternativen Energieträger herstellen, der auch vom Gehirn verstoffwechselt werden kann: die Ketonkörper. Auf dem Weg dahin kommt jedoch der ganze Körper aus dem Gleichgewicht, die Stresshormone bringen Schlaf und weiblichen Zyklus durcheinander, die Darmflora leidet und die Trainingsanpassung stagniert, um nur ein paar Probleme aufzuzählen. Kurzum: Ohne Kohlenhydrate kann man zwar überleben, aber nur unter sehr erschwerten Umständen und mit vielen negativen Begleiterscheinungen.

Bei dauerhaft hohen Stresshormonspiegeln und einer Unterversorgung mit Kohlenhydraten im Training kommt es besonders in der zweiten Zyklushälfte häufig zu längeren Unterzuckerphasen. Und die ziehen auch das Gehirn in Mitleidenschaft, da es dann ebenfalls in eine Unterversorgung geraten kann. Der

Körper steuert gegen: mit der Ausschüttung von Stresshormonen in der Nacht. Das erhöht kurzzeitig den Blutzuckerspiegel und mobilisiert letzte Reserven. Der Haken: Dieser Prozess mindert die Schlafqualität immens und kann besonders in den frühen Morgenstunden zum Erwachen und zu verminderten Erholungswerten führen, die oft auch erst einen Tag versetzt auftreten.

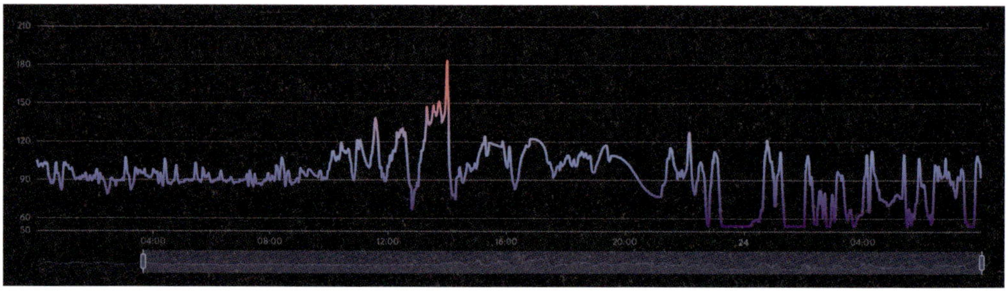

Hier siehst du eine typische Nacht, in der der Körper unter Unterzuckerung gelitten hat. Screenshot des Blutzuckerverlaufs einer Klientin im Supersapiens Dashboard.

Es herrscht die weit verbreitete Annahme, dass man im sogenannten Fettstoffwechseltraining nur Fette verbrennt. Das ist aber falsch: Bei jeder Trainingseinheit werden auch Kohlenhydrate genutzt, denn Fett brennt nur in der Flamme von Kohlenhydraten. Mit Fettverbrennung käme man zwar lange, aber nur extrem langsam voran. Alle Trainingsbereiche, die nicht langsam sind, in denen man Gas geben will, brauchen Kohlenhydrate. Im Umkehrschluss bedeutet das: Wer Fett verbrennen will, muss sehr lange und sehr langsam trainieren. Je nach Intensität und Fitnesslevel variiert der Verbrauch an Kohlenhydraten pro Stunde. Bei Einsteigerinnen sollte ein Mindestmaß von 20 Gramm Kohlenhydraten pro Stunde auch bei sehr lockerem Ausdauertraining eingehalten werden. Wer morgens nüchtern trainiert, sollte mindestens 30 Gramm Kohlenhydrate pro Stunde dazu addieren. Bei Sportlerinnen, die mehr als fünf Stunden pro Woche trainieren, sollte die Grundversorgung bei mindestens 30 Gramm Kohlenhydraten pro Stunde während des Trainings liegen.

MEINE ERFAHRUNG

Immer wieder komme ich auf diesen Punkt: Es ist im Ausdauersport besonders bei Frauen gesundheitlich entscheidend, auf eine ausreichende Verpflegung mit Kohlenhydraten zu achten, um den Stoffwechsel nicht auszubremsen und nicht in ein hormonelles Ungleichgewicht zu geraten, das im schlimmsten Fall in RED-S enden kann und zu einer unerbittlichen Gewichtszunahme führt, weil der Körper in diesem Fall komplett verlernt hat, mit Kohlenhydraten ordentlich umzugehen, und lieber gleich Fett ansetzt. Das klingt hart, aber in unseren Coachings begleiten wir regelmäßig Frauen aus diesen gestörten Stoffwechselsituationen, oftmals in Kooperation mit gynäkologischer Begleitung, zurück zu einem gesunden Körper. Dieser Weg kann Monate bis Jahre dauern und ist für die Betroffenen ein unglaublicher Kraftakt. Es ist mir deshalb ein sehr großes Anliegen, jede Frau im Ausdauersport zu sensibilisieren und mit Fehlinformationen aufzuräumen.

Mythen zur Fettverbrennung

Eine Kohlenhydrat-Speicherform ist Glykogen, das hauptsächlich in der Leber und den Muskeln lagert. Die in den Leberzellen in Form von Glykogen gespeicherten Kohlenhydrate dienen der Aufrechterhaltung des Blutzuckerspiegels. Sind diese Speicher leer, können bis zu einem gewissen Grad die Speicher der Muskulatur aushelfen. Doch die Fettspeicher des Körpers sind deutlich größer als unsere Glykogenvorräte. Während Menschen mit der gewonnenen Energie der körpereigenen Glykogenspeicher nur bis zu 45 Minuten bei mäßiger bis hoher Intensität Sport treiben können, sind die Fettspeicher relativ unbegrenzt.

Das Problem ist aber: Das eine geht ohne das andere nicht. Der Körper kann nicht einfach komplett auf Fettverbrennung umstellen, wenn ihm die Kohlenhydrate ausgehen. Das heißt: Je intensiver die Belastung, desto höher der Kohlenhydratverbrauch. Mit steigender Intensität muss immer mehr verbrannt werden, wodurch dann aber auch der verfügbare Sauerstoff knapper wird. Das wiederum führt dazu, dass die Fettverbrennung abnimmt, denn Fettverbrennung funktioniert nur mit Sauerstoff, während Kohlenhydrate auch ohne Sauerstoff verbrannt werden können. Ab dem Bereich der anaeroben Schwelle, einer Leistung, die man je nach Definition zwischen 30 und 60 Minuten halten kann, verbrennt der Körper während der Belastung zu 100 Prozent Kohlenhydrate.

Aber keine Sorge: Wer intensiv trainiert, wird belohnt. Nach der Trainingseinheit steigt die Fettverbrennung über Stunden bis Tage an, um Regenerationsprozesse zu unterstützen.[10]

Im Training werden neben den Kohlenhydratspeichern der Muskulatur auch die Speicher der Leber genutzt, denn die Leber kann durch Glukoseproduktion für Nachschub sorgen: Bei mäßiger Trainingsintensität ist die Glukoseproduktion der Leber dreimal so hoch wie in Ruhe. Sie ist während der Belastung die andere wichtige Glukosequelle neben der Muskulatur.[11] Dafür nutzt sie auch das Zwischenprodukt Laktat, das bei Anstrengung im Muskel durch den Abbau von Glukose entsteht: Es wird von der Muskulatur in die Leber transportiert, wo es wieder zu Glukose umgebaut wird. Nach der ersten halben Stunde des Trainings beginnt zugleich die Fettverbrennung.

Nun kommt der Knackpunkt: Mit zunehmender Dauer einer Trainingseinheit und limitierten Glykogenspeichern werden während des Trainings mehr Fette verbrannt. Das führt zu der falschen Annahme, dass man dadurch leichter abnehmen würde. Das Gegenteil ist jedoch der Fall, denn: Die Glukoseproduktion in der Leber funktioniert ab einem gewissen Grad nur noch durch Stresshormone. Es ist also Stress für den Körper, wenn die Kohlenhydratspeicher zur Neige gehen, was ihn veranlasst, neue Kohlenhydrate zu produzieren. Und das hinterlässt logischerweise Spuren: Passiert das häufiger, merkt sich der Körper diesen Zustand, den er vermeiden will, und reguliert den Verbrauch in Ruhe nach unten. Das heißt, dein Körper reduziert den Verbrauch im Ruhezustand, reduziert deine Trainingsmotivation und fördert Heißhunger. Außerdem sorgt er dafür, dass die Kohlenhydrate, die du isst, nicht mehr im gleichen Maß zur Befüllung deiner Glykogenspeicher in den Muskeln genutzt werden. Kohlenhydrate, die du nach einem chronischen Mangel isst, werden zum größeren Teil als Fett gespeichert. Du bekommst außerdem »schwere Beine«, die irgendwann auch bei den kleinsten Belastungen wie dem Treppensteigen brennen.

Tipp

Merke dir: Stresshormone bauen Fett auf und Muskeln ab.

Trainingsphysiologisch baut wiederkehrender, unkontrollierter Kohlenhydratmangel deine Muskeln immer mehr in Richtung Fettverbrennung um, was zur Folge hat, dass du dich nicht mehr so intensiv belasten kannst und deine maximale Sauerstoffaufnahme sinkt.

Außerdem bringen erhöhte Stresshormonspiegel deinen Zyklus durcheinander: Progesteron wird vermehrt zu Cortisol umgebaut, was zu einer Östrogendominanz führt. Im weiteren Verlauf stellt der Taktgeber für den weiblichen Zyklus, das Hormon GnRH, den Dienst ein und dein Zyklus bleibt aus. Es können Stoffwechselstörungen wie eine verminderte Knochenmasse, Wassereinlagerungen und vieles mehr dazukommen (siehe Kapitel 1 im Abschnitt »Cortisol: das Stresshormon« Seite 37).

Auch wenn in der Literatur zum Thema sekundäre Amenorrhoe fast immer von einem allgemeinen Energiemangel gesprochen wird, kann ich aus Erfahrung mit Hunderten Frauen sagen: Es handelt sich gerade unter Sportlerinnen bei der Ursache oftmals nicht um einen *allgemeinen* Mangel, sondern um einen Kohlenhydrat- und daraus resultierenden Energiemangel *während* des Trainings. Oftmals wird dieser verstärkt durch intermittierendes Fasten und morgendliches Nüchterntraining. Es kommt meiner Erfahrung nach besonders auf das Timing der Kohlenhydrate an. Selbst wenn man am Abend nach dem Training ausreichend Kohlenhydrate isst, ist die Stresssituation inklusive der Folgen schon längst passiert – das kann man nicht mehr rückgängig machen und die Kohlenhydrate kommen abends nicht mehr dort an, wo sie eigentlich hin müssen. Gleiches gilt für das Kalorien-Nachessen am Ruhetag nach dem Training: Am Tag danach ist es zu spät und die Stressreaktion am Vortag und die entsprechenden Veränderungen des Stoffwechsels führen zu einer Gewichtszunahme ohne Verbesserung der Symptomatik.

Ich selbst habe lange gebraucht, um das zu verstehen. Ich hatte keine Essstörung und habe in Zeiten der sekundären Amenorrhoe eher überkalorisch gegessen. Die Symptomatik verbesserte sich aber erst schlagartig, als ich die Verpflegung während des Trainings massiv erhöht hatte.

Die Stellschrauben des Ausdauermotors

Es gibt im Ausdauersport zwei Stellschrauben, die besonders wichtig sind, um den »Ausdauermotor« einschätzen und optimieren zu können:

- die maximale Sauerstoffaufnahme – die Motorgröße
- die maximale Laktatbildungsrate – der Spritverbrauch

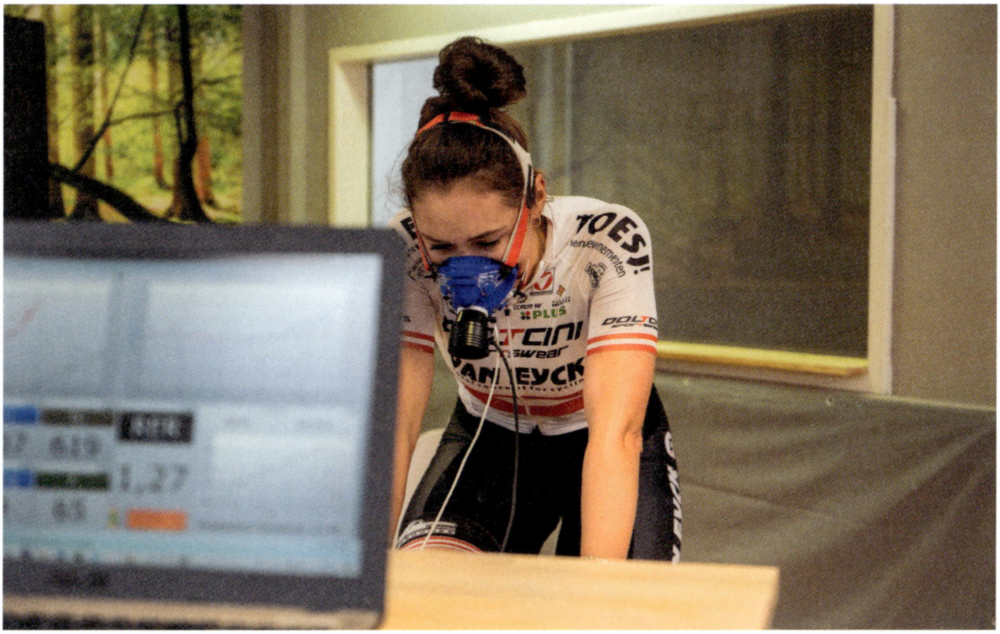

Leistungsdiagnostik bei WAY TO WIN, unserer Coaching-Agentur für gesundes Training

Die maximale Sauerstoffaufnahme: die Motorgröße

Die maximale Sauerstoffaufnahme, auch bekannt als $V(O_2)_{max}$, gilt als Goldstandard zur Beurteilung der Fitness eine Sportlers oder einer Sportlerin. Sie gibt an, wie viel Sauerstoff der Körper maximal über die Lungen ins Blut aufnehmen und zu den Muskeln transportieren kann, um ihn dort zur Energiegewinnung zu nutzen. Die $V(O_2)_{max}$ wird meist in Millilitern Sauerstoff pro Minute pro Kilogramm Körpergewicht (ml/min/kg) angegeben. Je höher dieser Wert, desto besser für jede Ausdauersportart. Denn: Je höher die $V(O_2)_{max}$ ist, desto höher ist die Fähigkeit, körperliche Aktivitäten mit hoher Intensität und über einen längeren Zeitraum auszuführen, ohne dabei zu ermüden.

Die Messung der $V(O_2)_{max}$ erfolgt in der Regel in spezialisierten Laboren. Die Testperson muss auf einem Laufband oder einem Fahrradergometer trainieren.

Währenddessen werden Sauerstoffverbrauch und CO_2-Abgabe mithilfe einer Atemmaske gemessen. Die Leistung wird schrittweise gesteigert, das heißt, das Laufband wird schneller, der Widerstand des Fahrradergometers wird höher, bis die Person ihre maximale Belastungsgrenze erreicht hat und nicht mehr in der Lage ist, mehr Sauerstoff aufzunehmen – sprich: einfach nicht mehr kann und fast vom Laufband oder Fahrrad kippt.

Die $V(O_2)_{max}$ wird von mehreren Faktoren beeinflusst, darunter:

- Genetik: Die genetische Veranlagung spielt eine Rolle bei der Höhe der maximal erreichbaren $V(O_2)_{max}$ eines Menschen. Für die meisten Menschen ist dies jedoch kein begrenzender Faktor.
- Trainingszustand: Regelmäßiges Ausdauertraining mit steigendem Trainingsumfang führt zu einer Verbesserung der $V(O_2)_{max}$. Es geht hierbei besonders um eine regelmäßige Steigerung der im Training verbrauchten Energie und nicht nur um die reine Trainingszeit.
- Alter: Die $V(O_2)_{max}$ nimmt mit dem Alter tendenziell ab.
- Geschlecht: In der Regel haben Männer aufgrund von physiologischen Unterschieden eine höhere $V(O_2)_{max}$ als Frauen.

Die $V(O_2)_{max}$ ist nicht nur ein wichtiger Indikator für die sportliche Leistungsfähigkeit, sondern auch ein gutes Maß für die allgemeine Gesundheit. Eine höhere $V(O_2)_{max}$ kann das Risiko für Herz-Kreislauf-Erkrankungen, Diabetes und andere gesundheitliche Probleme verringern.

Je höher man seine maximale Sauerstoffaufnahme hält, desto mehr wird man in den letzten Lebensdekaden (in denen man vielleicht nicht in demselben Maß trainieren kann) davon profitieren. Denn die maximale Sauerstoffaufnahme baut sich ohne Training kontinuierlich ab.

Leistungsstand	$V(O_2)_{max}$ Männer	$V(O_2)_{max}$ Frauen
Freizeitsportler (ab 30 Jahre: −1 % /Jahr)	44–50	38–42
Leistungssportler (Läufer)	80–85	Ca. 70
Spitzensportler (Skilanglauf)	90–95	Bis etwa 77
Menschen mit Herzproblemen	<25	

$V(O_2)_{max}$-Werte im Vergleich[12]

Wer also auf einem höheren Level startet, hat zwei Vorteile: War die maximale Sauerstoffaufnahme einmal sehr hoch, steigt sie aus Erfahrung auch später bei weniger Trainingsreiz wieder schneller an. Und: Bei gleichmäßigem Abbau bleiben mehr »fitte« Jahre, die beispielsweise die Überlebenschancen bei verschiedenen Erkrankungen verbessern oder die Entstehung sogar hinauszögern. Fazit: Wer nicht aus Ehrgeiz trainiert, kann sich vielleicht über die $V(O_2)_{max}$ eine Extra-Motivation schaffen, um seiner Gesundheit langfristig etwas Gutes zu tun.

Die $V(O_2)_{max}$ kann man generell auf zwei Arten trainieren: längere Grundlageneinheiten oder kürzeres, intensives Intervalltraining. Anfänger sollten nicht direkt zu intensiv, sondern zunächst regelmäßig und moderat trainieren. Zum Beispiel zwei- bis dreimal pro Woche 30 bis 45 Minuten im niedrigen Pulsbereich zwischen 60 und 70 Prozent des Maximalpulses. Dies reicht normalerweise bereits aus, um die $V(O_2)_{max}$ zu erhöhen. Nach vier bis sechs Wochen können sehr kurze, intensive Intervalle hinzugenommen werden. (Geeignete Trainingseinheiten findest du in Kapitel 5.)

Fortgeschrittene, die bereits seit mehr als einem halben Jahr regelmäßig ihre Ausdauer trainieren, können kurze, intensive Belastungen innerhalb einer Trainingseinheit absolvieren. (Geeignete Trainingseinheiten findest du auch hierzu in Kapitel 5.)

Die maximale Laktatbildungsrate: der Spritverbrauch

Die maximale Laktatbildungsrate ist besonders wichtig für Frauen, weil sie Aufschluss darüber gibt, wie viele Kohlenhydrate und Fette die Muskeln verbrauchen. Da die Fette relativ unbegrenzt sind, während unsere Kohlenhydratspeicher extrem limitiert sind, ist der Vergleich mit dem Spritverbrauch hier auf den begrenzten Kohlenhydratspeicher bezogen.

Der Clou: Du kannst hier gezielt durch Training und Ernährung steuern. Warum ist das wichtig? Wer viele Kohlenhydrate verbrennt, sollte mehr Kohlenhydrate im Training zu sich nehmen, um Energieengpässe zu vermeiden, die den Zyklus durcheinanderbringen könnten.

Wir sollten nicht nur über Fettverbrennung arbeiten. Ist der Stoffwechsel komplett auf Fettstoffwechsel eingestellt und verbraucht kaum Kohlenhydrate, sagt uns das Folgendes:

1. Der Körper ist regelmäßig einem Kohlenhydratmangel ausgesetzt, sonst würde er den Kohlenhydratverbrauch in der Muskulatur nicht so drosseln.
2. Auch bei steigendem Trainingsumfang kann die $V(O_2)_{max}$ kaum verbessert werden, denn: Das braucht Kohlenhydrate.

Fazit: Empfehlenswert ist ein Mittelmaß aus Fett- und Kohlenhydratverbrennung. In einer Leistungsdiagnostik kannst du genau testen lassen, wie dein Ausdauermotor funktioniert!

Tipp

Wer mit Laufen einsteigen möchte, sollte zunächst zügig walken gehen. Die Laufbewegung ist für Einsteiger oftmals zu anstrengend und würde den Puls zu schnell in zu hohe Bereiche jagen. Außerdem muss sich der Körper erst an die neue Belastung gewöhnen, da sonst Überlastungssymptome an Sehnenansätzen und Gelenken auftreten können. Wir empfehlen zu Beginn auch immer eine professionelle Laufschuhberatung.

Intensives Ausdauertraining in der ersten Zyklushälfte

Schauen wir uns genauer an, wie in den beiden Zyklushälften die Ausdauer trainiert werden sollte. In der ersten Zyklushälfte geht es spätestens ab dem dritten Tag hormonell bergauf: Dein Östrogenspiegel steigt an, dein Körper baut Muskeln schneller auf, befüllt Kohlenhydratspeicher und du bist topmotiviert. In dieser Zeit wird dir ein intensives Ausdauertraining mit Intervallen nicht nur Spaß machen, sondern auch großen Trainingsfortschritt bringen (Beispiele für intensive Trainingseinheiten: Kapitel 5). Wie schon mehrmals erwähnt, ist es wichtig, dass du dich in intensiven Einheiten ausreichend mit Kohlenhydraten verpflegst, um Kohlenhydratmangel zu vermeiden. Beachte dabei, dass ein solcher Mangel unter Belastung nicht direkt im Blutzuckerspiegel messbar ist. Dein Körper produziert nämlich ein Stresshormon und dadurch neue Kohlenhydrate, falls notwendig. Das Problem tritt zeitversetzt auf: Oftmals kommt der Unterzucker erst nachts, weil Cortisol bewirkt, dass die Kohlenhydratspeicher auch nach der Trainingseinheit nicht richtig aufgefüllt werden.

Ein gutes Maß sind 50 bis 60 Gramm Kohlenhydrate pro Stunde bei intensivem Training. Das kannst du entweder als Pulver in deine Trinkflasche geben oder als Gel mitnehmen. Qualitätsmerkmale dieser Produkte sind, dass die Kohlenhydratquelle zum Beispiel Maltodextrin oder Vitargo ist und dass keine künstlichen Süßungsmittel verwendet werden.

Lockeres Ausdauertraining in der zweiten Zyklushälfte

In der zweiten Zyklushälfte ist der Stoffwechsel eher katabol eingestellt, er baut Muskulatur eher ab. Du brauchst länger, um dich von Trainingseinheiten zu erholen und die Trainingsanpassung ist deutlich schlechter als in der ersten Zyklushälfte.

Das Gute: In dieser Zeit kannst du sehr gut Grundlagentraining einplanen und dein Gewicht justieren. Dein Grundumsatz ist aufgrund der erhöhten Körperkerntemperatur in der zweiten Zyklushälfte sowieso schon etwas erhöht, deswegen ist hier besonders wichtig: Auch bei lockerem Training solltest du dich ausreichend verpflegen. Ein Mindestmaß sind 30 Gramm Kohlenhydrate pro Stunde. Das Gewichtsmanagement solltest du keinesfalls über die Versorgung während des Sports, sondern über die Ernährung im Alltag bewerkstelligen. Dort kannst du den Anteil der Kohlenhydrate problemlos etwas reduzieren. Das hat auch noch den schönen Nebeneffekt, dass du deine Blutzuckerschwankungen reduzierst, die in dieser Zeit deutlich stärker sind. Das wird dir PMS und Regelschmerzen ersparen. Sieh diese Phase also nicht als negativ an, sondern erkenne, dass sie einfach anders funktioniert und auch ihren Mehrwert hat.

MEINE ERFAHRUNG

Im Downhill haben Frauen in der zweiten Zyklushälfte oftmals bessere Ergebnisse, weil sie weniger Angst haben. Progesteron wirkt gegen Angstzustände und scheint hier einen positiven Einfluss zu haben.

KRAFTTRAINING

Im Krafttraining verhält es sich ähnlich wie im Ausdauertraining: In der ersten Zyklushälfte ist Kraftaufbau angesagt, in der zweiten Zyklushälfte eher Krafterhalt und Arbeit an Koordination und technischer Ausführung.

Intensives Krafttraining in der ersten Zyklushälfte

In der ersten Zyklushälfte kannst du ab Tag drei Kraftaufbau mit viel Gewicht und wenigen Wiederholungen durchführen. Auch für Sportarten, bei denen es auf die Sprungkraft ankommt – wie beispielsweise in der Leichtathletik oder bei Ballsportarten –, ist jetzt die beste Zeit, um Schnellkraft zu trainieren. Du wirst schnell regenerieren. Doch Vorsicht: Am Ende der ersten Phase, rund um den Eisprung, steigt womöglich das Verletzungsrisiko an. Das zeigen bisher nur Beobachtungen, abschließende Studien stehen noch aus.

Formerhaltendes Krafttraining in der zweiten Zyklushälfte

In dieser Phase regenerierst du langsamer. Es lohnt sich dennoch, formerhaltend zu trainieren, beispielsweise mit weniger Gewicht. Außerdem ist jetzt die Koordination besser und womöglich das Verletzungsrisiko niedriger. Du kannst also neue Übungen ausprobieren und an deiner Technik arbeiten.

ZYKLUSGESTEUERTE ERNÄHRUNG

Nachdem wir uns die Seite des Trainings angeschaut haben, möchte ich darauf eingehen, wie du dich in den einzelnen Zyklusphasen ernähren solltest, um insgesamt ausgeglichen und gesund leben und trainieren zu können.

PHASE DER MENSTRUATION

Während der Menstruation kann es zu Verdauungsbeschwerden kommen. Dies passiert aufgrund von hormonellen Veränderungen oder entzündlichen Prozessen, die den Körper in eine extreme Alarmbereitschaft setzen. Es ist jetzt wichtig, die Verdauung zu entlasten:

- Flüssigkeit: Achte darauf, ausreichend Wasser zu dir zu nehmen, das unterstützt die Verdauung. Ausreichende Flüssigkeitszufuhr kann auch Verstopfung vorbeugen.
- Ballaststoffe: Füge deiner Ernährung ballaststoffreiche Lebensmittel wie Obst, Gemüse, Vollkornprodukte und Hülsenfrüchte hinzu. Auch das hilft gegen Verstopfung.
- Keine frittierten Lebensmittel: Sie können die Verdauung verlangsamen, Blähungen und Unwohlsein verursachen. Sie enthalten außerdem Transfettsäuren, die deine Gefäße schädigen können.
- Keine stark gewürzten Speisen: Scharfe Gewürze können die Magenschleimhaut reizen und Verdauungsbeschwerden verstärken.
- Entzündungshemmende Lebensmittel: Kurkuma, Ingwer, Knoblauch und Zimt können Entzündungsreaktionen im Körper reduzieren.
- Regelmäßige Mahlzeiten: Wenn du über den Tag verteilt vollwertige Mahlzeiten mit Fetten, Proteinen und Kohlenhydraten zu dir nimmst, bekommst du zwischendurch keinen Heißhunger. Häufige Snacks aber können Entzündungen im Körper befeuern.

Die Mahlzeitenfrequenz ist ein zweischneidiges Schwert. Auf der einen Seite erhöhen zu häufige Mahlzeiten Entzündungswerte im Körper und können so Probleme von Regelschmerzen, Darmbeschwerden, aber auch entzündliche Erkrankungen wie Asthma und Rheuma, negativ beeinflussen. Auf der anderen Seite funktioniert eine Mahlzeitenfrequenz von zwei bis drei pro Tag nur dann ohne Unterzucker, wenn der Körper in Balance ist. Die Krux: Unterzucker bedeutet wiederum Stress für den Körper und kann ebenso Schaden anrichten, der die entzündlichen Erkrankungen nach Absinken des Stresslevels negativ beeinflusst. Ich empfehle deshalb, bei Ernährungsumstellungen mit einer kontinuierlichen Blutzuckermessung zu arbeiten, um genau das richtige Maß zu finden. Bei Frauen sollte vor allem die zweite Zyklushälfte gemessen werden, weil jetzt die Schwankungen deutlich stärker sind und die Vorzeichen für mögliche Beschwerden in der Menstruationsphase gesetzt werden.

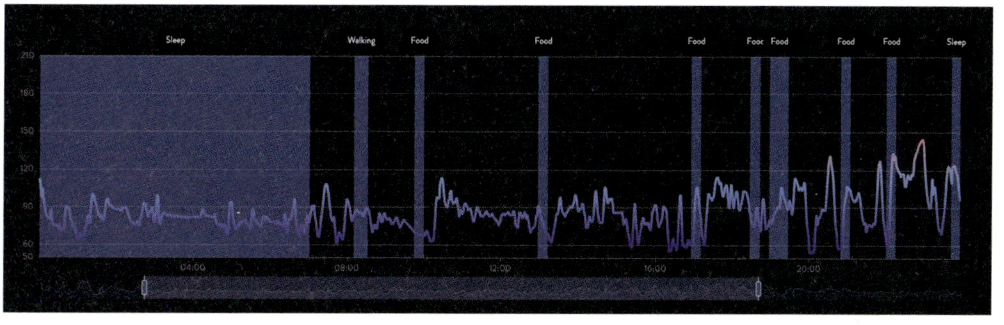

Screenshot des Blutzuckerverlaufs unserer Klientin Karo im Supersapiens Dashboard

In der Abbildung kannst du die sehr hohe Mahlzeitenfrequenz von Karo sehen. Da ihr Körper zu dieser Zeit nicht im Gleichgewicht war, hatte sie ständig Heißhunger und hat deshalb immer wieder kleine kohlenhydrathaltige Snacks zu sich genommen. Dadurch hatte sie starke Schwankungen in der Blutzuckerkurve. Ist diese Achterbahn einmal angeworfen, wird sie durch jede Mahlzeit weiter befeuert und der Heißhunger kehrt noch kräftiger zurück. Die Lösung sind weniger Mahlzeiten, die vollwertig aufgebaut sind: aus Kohlenhydraten, Fetten, Proteinen und Ballaststoffen. Das führt zu einer langanhaltenden Sättigung, da der Blutzuckerspiegel langsamer ansteigt und auch langsamer abfällt – Konstanz entsteht. Ist der Körper wieder in einer Balance, führen Snacks zwischendurch nicht mehr so schnell zu solchen enormen Schwankungen.

Blutzuckerschwankungen reduzieren

Blutzuckerschwankungen sind ein Phänomen, das wirklich jede Frau – ob Sportlerin oder Nicht-Sportlerin – aus eigener Erfahrung kennt. Zu bestimmten Uhrzeiten ist er plötzlich da: der Heißhunger auf etwas Süßes oder Salziges oder einfach nur die unbändige Lust auf etwas zu essen! Die Verlockung ist zu groß, viele Menschen erliegen dem Reiz schnell. Was kann helfen?

- Guter Schlaf: Je niedriger dein Stresslevel ist, desto weniger Blutzuckerschwankungen hast du, denn Stresshormone verhindern das Auffüllen der Kohlenhydratspeicher und sorgen dafür, dass Kohlenhydrate aus der Nahrung direkt als Fett gespeichert werden. Das führt dazu, dass du trotz regelmäßiger Kohlenhydrataufnahme schneller in den Unterzucker kommst und wieder Heißhunger spürst.
- Ausreichend Ballaststoffe und Fette in jeder Mahlzeit: Ballaststoffe und Fette verlangsamen die Aufnahme der Kohlenhydrate und reduzieren dadurch Blutzuckerschwankungen. Das kannst du beispielsweise durch einen Salat mit Olivenöl im Dressing vor dem Essen erreichen.
- Komplexe Kohlenhydratquellen wählen: Kohlenhydrate aus Vollkornprodukten oder Hülsenfrüchten werden langsamer aufgenommen als die aus hellen Mehlspeisen, Zucker oder Fruchtsäften. Dadurch steigt der Blutzuckerspiegel nicht so hoch an. Je höher der Blutzuckerspiegel steigt, desto weiter fällt er danach auch wieder ab und das führt wiederum zu Heißhunger.
- Genug Wasser trinken: Wassermangel fördert das Absinken des Blutdrucks und das wiederum fördert die Ausschüttung von Stresshormonen, die den Blutzuckerspiegel anheben und dadurch Wasser aus dem umliegenden Blut in das Gefäßsystem ziehen, denn: Wasser folgt immer den Teilchen – das Prinzip der Osmose. Dadurch steigt der Blutdruck kurzzeitig wieder, auch wenn du nichts trinkst. Der Haken: Dein Blutzucker fährt Achterbahn und verursacht dadurch wiederum Heißhunger.

- Reduzierter Kohlenhydratanteil: Je älter du wirst, desto weniger Kohlenhydrate braucht dein Körper. Erhöhe dafür gern den Protein- und Fettanteil.
- Bewegung nach dem Essen: Gehst du nach dem Essen 10 bis 15 Minuten spazieren, steigt der Blutzuckerspiegel nicht so stark an und fällt in der Folge auch nicht so stark ab. Das ist eines der effektivsten Werkzeuge, um Blutzuckerschwankungen zu reduzieren.

Entzündungshemmend essen

Die Ernährung kann dazu beitragen, Entzündungen im Körper zu reduzieren und das Risiko für entzündungsbedingte Erkrankungen zu verringern. Entzündungen sind eine natürliche Reaktion des Körpers auf Verletzungen oder Infektionen, chronische Entzündungen aber können schädlich sein und mit verschiedenen Gesundheitsproblemen in Verbindung gebracht werden, darunter Herz-Kreislauf-Erkrankungen, Diabetes, Arthritis und mehr. Die Grundsätze einer entzündungshemmenden Ernährung möchte ich dir hier gern skizzieren, denn sie dienen auch deiner Zyklusgesundheit und insbesondere der Prävention von Zyklusbeschwerden wie PMS und Schmerzen.

Bunte Obst- und Gemüsesorten sollten bevorzugt werden. Sie enthalten eine Vielzahl von Antioxidantien (Radikalfänger) und Phytonährstoffen (Pflanzenstoffe zur Erhaltung der Gesundheit und Vorbeugung von Krankheiten), die Entzündungen im Körper reduzieren können.

Auch gesunde Fette aus Nüssen, Samen, Avocados und kaltgepressten Pflanzenölen (wie Olivenöl) können entzündungshemmende Eigenschaften haben. Empfehlenswert sind Omega-3-Fettsäuren, die beispielsweise in fettem Fisch (Lachs, Makrele, Hering) und Leinsamen zu finden sind. Vollkornprodukte wie Vollkornbrot, Haferflocken und brauner Reis sind reich an Ballaststoffen und wirken ebenfalls entzündungshemmend. Bohnen, Linsen und Kichererbsen sind gute Quellen für pflanzliche Proteine und Ballaststoffe, die entzündungshemmende Eigenschaften haben. Genauso wie Kurkuma, Ingwer, Knoblauch, Zwiebeln.

Auch eine reduzierte Mahlzeitenfrequenz kann helfen, Entzündungen zu reduzieren. Hierbei sollte man jedoch besonders als Frau gut abwägen, denn: Schafft man dadurch einen Energiemangel, wird der vermeintliche Vorteil zum Nachteil. Der Körper produziert vermehrt Stresshormone, wodurch du mehr Blutzuckerschwankungen und dadurch auch erhöhte Entzündungswerte haben wirst. Wir empfehlen, die Frequenz zunächst bei drei bis vier Mahlzeiten pro Tag zu lassen. Wichtig ist hierbei, dass die Verpflegung im Training nicht als Mahlzeit gilt.

Reduziere den Verzehr von verarbeiteten Lebensmitteln, die oft reich an gesättigten Fetten, Transfetten und raffiniertem Zucker sind und dadurch Entzündungen fördern können. Auch der übermäßige Konsum von rotem Fleisch kann

Tipp

Ich liebe Avocados. Wusstest du, dass sie botanisch eigentlich als Beeren klassifiziert werden? Sie sind reich an Nährstoffen wie Kalium, Ballaststoffen, Vitamin K, Vitamin E, Vitamin C und verschiedenen B-Vitaminen. Warum ich sie aber besonders gern einsetze: Sie bestehen zu über 60 Prozent aus einfach ungesättigten Fettsäuren.

Man unterscheidet generell zwischen gesättigten, einfach ungesättigten und mehrfach ungesättigten Fettsäuren in Lebensmitteln. Ungesättigten Fettsäuren werden viele gesundheitsfördernde Wirkungen zugeschrieben. Unter anderem sind sie entzündungshemmend und spielen eine Rolle bei der Entwicklung und Aufrechterhaltung der Gehirnfunktionen sowie bei der Regulierung der Stimmung. Sie sind also auch prima gegen die emotionalen Schwankungen während des Zyklus.

entzündungsfördernd sein. Es ist ratsam, auf mageres Fleisch und pflanzliche Proteinquellen umzusteigen. Eine hohe Zuckeraufnahme ist ebenfalls ungünstig. Versuche, den Konsum von zuckerhaltigen Getränken und Süßigkeiten zu reduzieren und durch komplexe Kohlenhydrate zu ersetzen.

ERSTE ZYKLUSHÄLFTE: DER KÖRPER VERZEIHT JETZT MEHR

In der ersten Hälfte des weiblichen Menstruationszyklus, der Follikelphase, durchläuft der Körper zahlreiche hormonelle Veränderungen, um sich auf den Eisprung vorzubereiten. Das Gute: Mit jedem Tag wird dein Östrogenspiegel höher und du fühlst dich besser. Es stehen auch keine plötzlichen Hormonschwankungen an, sodass du dich über innere Stabilität freuen darfst. Im Training kannst du intensivere Einheiten einplanen. Je intensiver das Training, desto höher darf der Kohlenhydratanteil der Nahrung sein. In dieser Phase kannst du Kohlenhydrate auch sehr gut verdauen, ohne sie direkt mit massiven Blutzuckerschwankungen quittiert zu bekommen. Diese Phase verzeiht also auch mal den ein oder anderen »Lebensstil-Patzer«.

ZWEITE ZYKLUSHÄLFTE: ERHÖHTER ENERGIEVERBRAUCH DURCH ERHÖHTE BASALTEMPERATUR

In der zweiten Hälfte des Menstruationszyklus, der Lutealphase, kann es zu einer leicht erhöhten Körpertemperatur kommen, einschließlich der Basaltemperatur (die Körpertemperatur im Ruhezustand, typischerweise direkt nach dem Aufwachen). Diese Erhöhung ist auf die Wirkung des Hormons Progesteron zurückzuführen, das in der Lutealphase dominant ist.

Progesteron hat eine thermogene Wirkung, was bedeutet, dass es den Stoffwechsel leicht erhöhen kann und somit den Energieverbrauch steigert. Dies geschieht, um den Körper auf eine mögliche Schwangerschaft vorzubereiten, da eine höhere Körpertemperatur das Einnisten des Embryos in der Gebärmutter begünstigen kann. Es ist wichtig zu beachten, dass die Erhöhung der Basaltemperatur in der Lutealphase normalerweise nur geringfügig ist (bis zu 0,5 Grad) und für den Energieverbrauch keine drastischen Auswirkungen haben sollte. Die individuellen Unterschiede können jedoch variieren, und es ist immer wichtig, den gesamten Menstruationszyklus und mögliche andere Faktoren wie Ernährung, Bewegung und Schlafgewohnheiten zu berücksichtigen, die den Energieverbrauch beeinflussen können.

Vorsicht bei nächtlichem Unterzucker

Chronischer Stress führt dazu, dass deine Kohlenhydratspeicher nicht vollständig gefüllt werden. Die Kombination aus erhöhtem Energiebedarf, stärkeren Blutzuckerschwankungen und starken Hormonschwankungen in der zweiten Zyklushälfte kann zur Folge haben, dass die Stresshormonausschüttung steigt, die Kohlenhydratspeicher dadurch nicht gut aufgefüllt werden und der Blutzuckerspiegel nachts zu niedrig ist. Das wirkt sich negativ auf Schlafqualität, Regeneration und die Konstanz am folgenden Tag aus. Aus diesem Grund ist es gerade in der zweiten Zyklushälfte wichtig, Blutzuckerschwankungen zu reduzieren, regelmäßig ausgewogen mit ausreichend Fettanteil zu essen, damit die

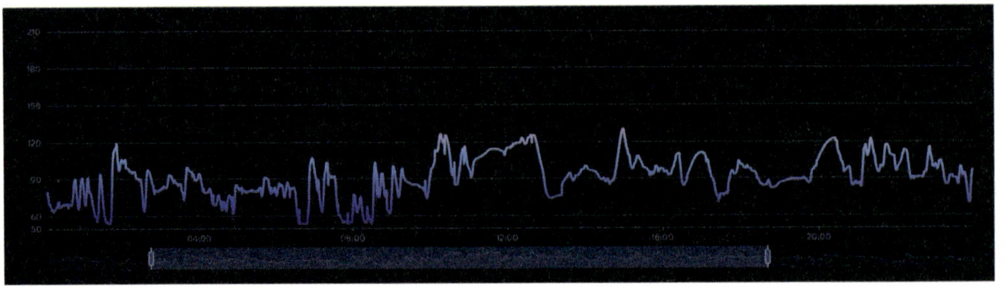

Screenshot des Blutzuckerverlaufs von Maxi im Supersapiens Dashboard

aufgenommenen Kohlenhydrate langsamer aufgenommen werden, und sich mindestens eine Stunde am Tag locker zu bewegen, beispielsweise beim Spazierengehen. So können die inneren Schwankungen durch Konstanz von außen bestmöglich ausgeglichen werden.

MEINE ERFAHRUNG

In der Abbildung siehst du die Blutzuckermessung von Maxi, deren Kohlenhydratspeicher aufgrund erhöhter Stresshormonwerte nicht ausreichend gefüllt waren, denn: Stresshormone verlangsamen das Füllen der Glykogenspeicher. Tagsüber konnte ihr Körper den Blutzucker durch eine regelmäßige Nahrungszufuhr stabil halten. Doch in der Nacht waren die Speicher nicht ausreichend gefüllt, um die »Fastenperiode« zu überbrücken. Die Folge: Sie war während der Nacht häufig im Unterzucker. Das verstärkt wiederum die Cortisolausschüttung und die Entstehung einer Disbalance im Hormonhaushalt. Dieses Bild sehen wir sehr oft bei Frauen, die sich jahrelang ketogen (ohne Kohlenhydrate) ernährt haben und die sich dann aufgrund von Zyklusunregelmäßigkeiten oder ausbleibender Periode sowie stetiger Gewichtszunahme an uns wenden. Der Weg aus dieser Stoffwechsellage ist die dauerhafte Integration von Kohlenhydraten in die Nahrung. Dadurch werden die nächtlichen Unterzuckerphasen immer kürzer und bleiben schließlich ganz aus. Das Stresslevel sinkt, wodurch die Füllung der Kohlenhydratspeicher verbessert wird und es stetig bergauf geht. Hier nur auf die Menge und Art der Kohlenhydrate zu achten, würde der Komplexität einer Blutzuckermessung nicht gerecht werden. Aus diesem Grund führen wir parallel immer eine Ernährungsanalyse sowie Stressmessungen, Schlaftracking und Blutanalysen in Kooperation mit Ärzten durch.

Auch jetzt wichtig: Blutzuckerschwankungen reduzieren

Genau wie in der Menstruationsphase ist es auch in der zweiten Zyklushälfte essenziell wichtig, Blutzuckerschwankungen zu reduzieren, um PMS und Regelschmerzen vorzubeugen. Im Unterschied zur Menstruationsphase ist in der zweiten Zyklushälfte der Grundumsatz erhöht, weshalb viele Frauen nachts schneller in den Unterzucker kommen. Das ist wiederum Stress für den Körper und kann zu einer reduzierten Schlafqualität führen. Wie du hier ideal mit deiner Ernährung gegensteuern kannst, erfährst du gleich beim Thema »Kontinuierliche Blutzuckermessung«.

Entzündungshemmende Ernährung

Genau wie während der Menstruationsphase ist Entzündungshemmung auch in der Zeit vor der Periode wichtig, um PMS und Regelschmerzen vorzubeugen. PMS und Periodenschmerzen verhalten sich meistens gleich: Schaffst du es, PMS gut vorzubeugen, musst du wahrscheinlich auch keine Periodenschmerzen befürchten. Wichtig ist, dass man Periodenschmerzen nur schwer wieder los wird wenn sie einmal gekommen sind. Das beste Mittel ist die Vorbeugung durch einen geeigneten Lebensstil, besonders in der zweiten Zyklushälfte – mit all den Hinweisen, die du in diesem Buch findest.

Ausreichend trinken

Eine erhöhte Körpertemperatur kann zu einem erhöhten Schwitzen führen, was wiederum zu einem erhöhten Wasserverlust führen kann. Um den Körper hydratisiert zu halten und den Wasserbedarf zu decken, ist es wichtig, vor allem während der Lutealphase ausreichend Flüssigkeit zu trinken und den Salzhaushalt aufrechtzuerhalten. Durch die erhöhte Schweißproduktion haben Frauen in der zweiten Zyklushälfte oftmals einen erhöhten Salzbedarf.

Individuelle Unterschiede sind jedoch gegeben: Einige Frauen bemerken möglicherweise eine deutliche Veränderung ihrer Basaltemperatur und einen erhöhten Wasserbedarf, während andere keine signifikanten Veränderungen feststellen.

Ein guter Richtwert ist die Farbe des Urins: Nach dem Sportmediziner Dr. med. Lutz Graumann ist es ratsam, bis zum Mittagessen klaren Urin zu produzieren, dann weiß man, dass man genug getrunken hat. Ist der Urin stark gelb oder sogar braun gefärbt, ist das ein deutlicher Hinweis darauf, dass man mehr trinken sollte.

DIE BEDEUTUNG EINER KONTINUIERLICHEN BLUTZUCKERMESSUNG

»Kontinuierliche Blutzuckermessung brauchen doch nur Diabetiker!« Das ist ein Satz, den wir häufig hören. Und er stimmt nicht. Im Folgenden möchte ich darauf noch einmal genauer eingehen, weil es so wichtig ist.

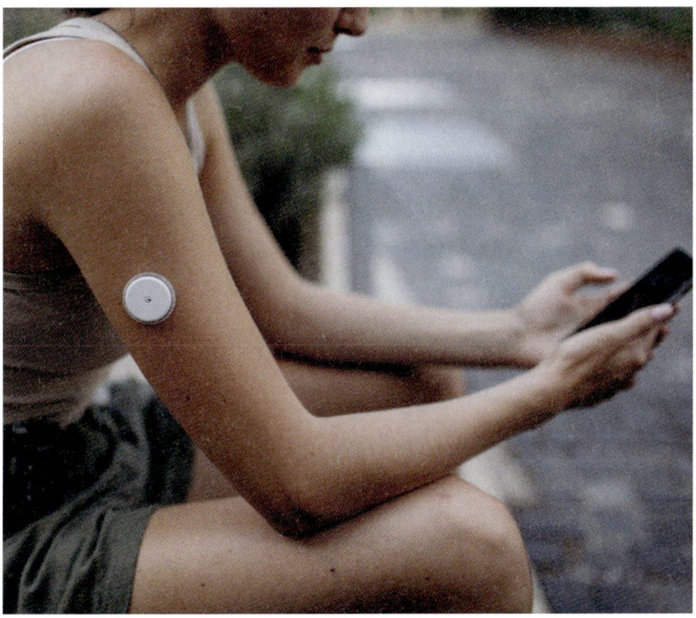

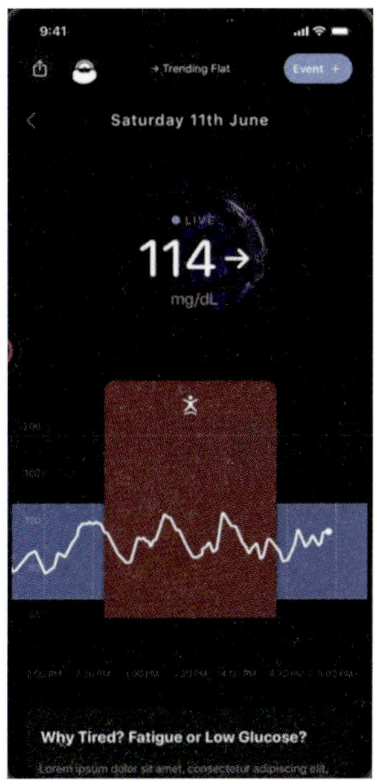

Tools zur Blutzuckermessung. (Supersapiens)

Die kontinuierliche Blutzuckermessung (*Continuous Glucose Monitoring*, CGM) ist eine Technologie, die es ermöglicht, den Blutzuckerspiegel in Echtzeit über einen längeren Zeitraum hinweg zu überwachen. CGM-Systeme bestehen aus einem Sensor, einem Transmitter und einem Empfänger oder einem Smartphone.

So funktioniert die kontinuierliche Blutzuckermessung:

- Sensorplatzierung: Ein kleiner, dünner Sensor wird an der Rückseite des Oberarms platziert. Er ist ungefähr so groß wie eine Ein-Euro-Münze und misst über einen kleinen Faden, der wenige Millimeter in der Haut liegt. Den Sensor mittels der mitgelieferten Applikationshilfe selbst anzubringen ist in der Regel absolut schmerzfrei. Er misst den Glukosespiegel in Gewebeflüssigkeiten nahe der Hautoberfläche. Der Sensor bleibt für mehrere Tage bis zu zwei Wochen an Ort und Stelle, bevor er ersetzt werden muss.
- Glukosemessung: Der Sensor misst kontinuierlich den Glukosespiegel im Gewebe. Er verwendet eine winzige Nadel oder einen winzigen Draht, um Glukose zu erfassen und in elektrische Signale umzuwandeln.
- Transmitter: Der Sensor ist mit einem kleinen Transmitter verbunden, der die gemessenen Glukosewerte in Echtzeit drahtlos an ein Empfangsgerät, einen Empfänger oder ein Smartphone überträgt. Einige neuere Systeme verwenden auch Bluetooth-Technologie, um die Daten an eine App auf dem Smartphone zu senden.
- Anzeige der Daten: Die empfangenen Daten werden auf dem Empfangsgerät oder dem Smartphone in Form eines Diagramms oder einer Grafik angezeigt. Dies ermöglicht dem Benutzer, den Verlauf seines Blutzuckerspiegels direkt zu verfolgen und Trends zu erkennen.
- Alarme und Benachrichtigungen: Viele CGM-Systeme sind in der Lage, Benutzer bei hohen oder niedrigen Blutzuckerwerten zu warnen. Dies ist

besonders nützlich, um sofortige Maßnahmen zu ergreifen und auf gefährliche Situationen zu reagieren.

- Datenanalyse: Die aufgezeichneten Daten können über längere Zeiträume analysiert werden, um Muster zu identifizieren, die auf das Ansprechen auf Mahlzeiten, Aktivitäten und Medikamente hinweisen. Diese Daten können auch für Dritte freigegeben werden und somit von Ärzten oder Ernährungsberatern ausgewertet werden. Hierbei ist anzumerken, dass die Analyse abseits der Diabetes-Steuerung in Bezug auf Zyklus, Lebensstil und Sport sehr komplex ist. Sie sollte Experten überlassen werden, die die verschiedenen Einflussfaktoren einschätzen können, die weit über die Ernährung hinausgehen. Des Weiteren bietet diese Messung keinerlei Aufschluss über die gesamte Ernährung, da nur die Kohlenhydrate, nicht aber die Blutfettwerte, gemessen werden können. Diese Zusammenhänge können erfahrene Ernährungsberater aus begleitenden Ernährungsprotokollen ableiten.

Es ist wichtig zu beachten, dass CGM-Systeme in der Regel die Glukosewerte in der interstitiellen Flüssigkeit, also der Flüssigkeit zwischen den Zellen, und nicht im Blut messen. Daher kann es leichte Verzögerungen von ungefähr 10 bis 15 Minuten zwischen den gemessenen Werten und den tatsächlichen Blutzuckerspiegeln geben. CGM-Systeme bieten jedoch eine wertvolle Möglichkeit, den Blutzuckerspiegel nahezu in Echtzeit aufzuzeichnen.

Die kontinuierliche Blutzuckermessung kann tatsächlich einen indirekten Nutzen für das bessere Verständnis des weiblichen Zyklus haben. Obwohl der Blutzucker selbst nicht direkt mit dem Zyklus zusammenhängt, können die Daten aus dieser Messung in Kombination mit anderen Informationen helfen, Veränderungen im Stoffwechsel und hormonelle Schwankungen im Laufe des Zyklus besser zu verstehen und den Körper sinnvoller zu unterstützen.

MEINE ERFAHRUNG

Der Blutzuckerspiegel ist so viel mehr als ein Maß dafür, wie schnell Kohlenhydrate aus der Nahrung im Blut ankommen. Hier läuft vieles zusammen – Ernährung, Schlafqualität, Emotionen, Bewegung, Stress und die Hormone des weiblichen Zyklus. Dieser unglaubliche Nutzen in Bezug auf die umfassende Analyse des Alltags eines Menschen ist in meinen Augen völlig unterschätzt. Überall sieht man Bilder, auf denen verschiedene Lebensmittel mit den entsprechenden Blutzuckerkurven verglichen werden. Der tatsächliche Verlauf der Blutzuckerkurve ist jedoch um so vieles komplexer. Das mangelnde Verständnis dafür, welche Rückschlüsse man aus den Daten ziehen kann und welche vielleicht auch nicht, ist in meinen Augen einer der Hauptgründe für die Aussage vieler Laien, dass eine solche Messung für die meisten unnötig sei.

Die Kombination aus Ernährungsprotokoll, Schlafdaten, Bewegungsanalyse, Zyklusinformationen und Blutzuckermessung ist für uns im Coaching die Datengrundlage, auf Basis derer wir entsprechende Zusammenhänge feststellen können. Hier gibt es in meinen Augen noch viel zu wenig Literatur, die diese Komplexität tatsächlich abbildet. Unsere Empfehlungen in diesem Buch beziehen sich deshalb auf die Erfahrung aus der Zusammenarbeit mit Hunderten Klienten, von denen wir diese »ganzheitliche« Datengrundlage täglich analysieren. Die Ergebnisse unserer Arbeit geben uns recht: Über 60 Prozent der Frauen mit sekundärer Amenorrhoe hatten nach nur drei Monaten in unserem Coaching wieder einen regelmäßigen Zyklus. Viele unserer Klientinnen konnten bei bestehender Schilddrüsenunterfunktion in Absprache mit ihrem Arzt oder ihrer Ärztin die Dosis der Medikamente reduzieren. Das Gleiche gilt für Medikamente gegen Bluthochdruck sowie gegen entzündliche Erkrankungen wie Rheuma oder Asthma.

Es ist wichtig zu beachten, dass die kontinuierliche Blutzuckermessung allein nicht ausreicht, um den weiblichen Zyklus vollständig zu verstehen. Er sollte immer in Kombination mit anderen Informationen wie dem Menstruationsverlauf, Schlaf, Stress, Emotionen, Bewegung und Trainingsdaten sowie möglichen Symptomen betrachtet werden.

Der Zusammenhang des Blutzuckers mit dem weiblichen Zyklus

Der Blutzuckerspiegel kann im Verlauf des weiblichen Menstruationszyklus variieren, obwohl der Zusammenhang nicht so stark ausgeprägt ist wie bei den Hormonen Östrogen und Progesteron. Der Menstruationszyklus wird durch komplexe hormonelle Veränderungen gesteuert, die den Körper in verschiedenen Phasen beeinflussen können. Einige Studien haben jedoch gezeigt, dass es eine leichte Verbindung zwischen dem Blutzuckerspiegel und dem weiblichen Zyklus geben kann.

Während der ersten Hälfte des Zyklus steigen die Östrogenspiegel wie beschrieben allmählich an. Östrogen dürfte eine leicht insulinähnliche Wirkung haben und die Insulinsensitivität erhöhen, was bedeutet, dass der Körper während dieser Phase möglicherweise besser auf Insulin reagieren kann, was den Blutzuckerspiegel schneller senken kann.

In der zweiten Hälfte des Zyklus, der Lutealphase, steigt der Progesteronspiegel an. Progesteron dürfte eine gegenteilige Wirkung haben und die Insulinsensitivität leicht reduzieren, was bedeuten kann, dass der Blutzuckerspiegel während dieser Phase mehr ansteigt. Hier sind bei den meisten Frauen deutlich stärkere Blutzuckerschwankungen zu beobachten – und die wollen wir ausgleichen.

DAS GROSSE FELD DER MIKRONÄHRSTOFFE

Zur zyklusbasierten Ernährung gehören naturgemäß auch die optimalen Mikronährstoffe. Sportlerinnen haben aufgrund der körperlichen Aktivität einen erhöhten Bedarf daran und das wissen die meisten auch. Doch was wir sehr oft gefragt werden: Was sollte man wann supplementieren?

Generell gilt: Ausgewogene Ernährung und ein Körper in Balance sollten die Basis sein. Bei Dauerstress, hormonellem Ungleichgewicht oder einseitiger Ernährung werden oftmals nicht genug Nährstoffe aufgenommen und es kommt zu diversen Mangelerscheinungen. Und dann beginnt oft die mühsame Spurensuche, weil man beispielsweise Hautprobleme nicht sofort mit einem Nährstoffmangel in Verbindung bringt. Deswegen: lieber erst gar nicht in einen Mangelzustand kommen. Wer einen regelmäßigen, schmerzfreien Zyklus hat, macht bereits vieles richtig, denn das ist ein guter Gradmesser für den Lebensstil.

Neben Sport und einseitiger Ernährung kann es auch noch andere Sondersituationen geben, in denen der Nährstoffbedarf erhöht ist: Magen-Darm-Erkrankungen beispielsweise, Schwangerschaft und Stillzeit, stressige Lebenssituationen.

Tipp

Meine Devise ist hier, zunächst auf einen gesunden Alltag mit gutem Schlaf, ausgewogenen Mahlzeiten und ausreichend Bewegung zu achten. Der Satz, den ich von Frauen höre, die aus dem hormonellen Gleichgewicht gekommen sind: »Ich habe mich testen lassen und ich habe ja einen Mangel an so gut wie allem, obwohl ich mich gesund ernähre!« Hier gilt es, den Körper wieder in ein Gleichgewicht zu bringen. Ich bin absolut nicht gegen gezielte Nahrungsergänzung. Was ich sagen möchte, ist: Ohne parallel an einer stabilen Basis zu arbeiten, bringt es nicht viel. Es wäre so, als würde man versuchen, ein Fass ohne Boden zu füllen.

Im Folgenden einige Nährstoffe und Kandidaten für Nahrungsergänzungsmittel, die Sportlerinnen häufig fehlen und die auch bei einem ausgewogenen Lebensstil nicht immer in ausreichenden Mengen aufgenommen werden können.

Zink

Zink ist ein essenzielles Mineral, das an zahlreichen Stoffwechselprozessen im Körper beteiligt ist und eine entscheidende Rolle für ein gesundes Immunsystem, die Zellteilung, die Wundheilung, den Hormonhaushalt und den Geschmacks- und Geruchssinn spielt. Zink ist in verschiedenen Lebensmitteln wie Fleisch, Fisch, Nüssen, Samen, Vollkornprodukten und Hülsenfrüchten enthalten. Im Normalfall kann eine ausgewogene Ernährung ausreichen, um den täglichen Zinkbedarf zu decken. Bei Frauen mit Kupferspirale oder -kette (IUPs) kann der Zinkbedarf erhöht sein, da Kupfer Zink verdrängt.

MEINE ERFAHRUNG

Gerade in Phasen, in denen ich viel trainiert und gelernt habe, hatte ich immer wieder einen Hautausschlag um den Mund herum: Mundrose. Ich war bei Hautärzten, habe sämtliche Cremes ausprobiert und schließlich sogar Antibiotika eingenommen – ohne Erfolg. Irgendwann hat mir jemand gesagt, dass Zinkmangel Mundrose verstärkt. Binnen fünf Tagen mit 75 Milligramm Zink pro Tag war die Mundrose komplett abgeheilt. Es war in meinem Fall also offensichtlich ein Zinkmangel durch einen erhöhten Zinkverbrauch, verursacht durch Stress und Sport. Mit einem geschulten Blick sieht man Mundrose bei vielen Sportlerinnen ganz leicht. Die individuelle Zinkdosierung sollte nach einer Haarmineralanalyse unter professioneller Beratung festgelegt werden.

Zink ist bekannt für seine Rolle bei der Unterstützung des Immunsystems. Bei Menschen mit Immunschwäche oder häufigen Infektionen kann eine Nahrungsergänzung sinnvoll sein.

Eisen

Eisen ist *das* Nahrungsergänzungsmittel für Frauen, weil sie zu einem Eisenmangel tendieren. Das liegt unter anderem daran, dass sie durch die Periode monatlich Blut verlieren. Für die Neubildung des Blutes benötigt der Körper Eisen. Eine ausreichende Aufnahme aus der normalen Ernährung ist für Frauen mit einem regelmäßigen Zyklus nicht ganz einfach. Kommt dann noch ein erhöhter Verbrauch durch Sport oder eine verminderte Eisenaufnahme durch Stress, Koffein oder Training in der Höhe dazu, findet man sich schnell in einem Mangel wieder. Gerade für Sportlerinnen ist es wichtig, die Eisenkonzentration im Körper im Blick zu haben, da bei einem Mangel Anpassungen des Trainingsreizes möglicherweise nicht funktionieren, denn: Wird der Eisenbedarf nicht gedeckt, können Prozesse wie die Bildung neuer roter Blutkörperchen beeinträchtigt sein, die den Sauerstoff aus den Lungen zu den Muskeln transportieren. Selbst wenn dann durch Anpassungsprozesse die Durchblutung der Muskulatur steigt oder die Muskulatur mehr arbeiten könnte, fehlt der Sauerstoff, um mehr Leistung zu generieren.

Tipp

Eine Nahrungsergänzung mit Eisen kann zu Verstopfung führen. Magnesium hat eine entgegengesetzte Wirkung. Man sollte beides zwar nicht gleichzeitig einnehmen, zeitversetzt kann es jedoch ein guter Ausgleich sein.

Da Eisen in zu hoher Dosis zu Organschäden führen kann, sollte man es nicht ohne vorherige Bestimmung des sogenannten Speichereisens, des Ferritinwertes, supplementieren. Frauen mit einer regelmäßigen Periode sind dabei weniger gefährdet, eine Überdosierung zu erreichen, da sie regelmäßig Blut verlieren und damit oftmals eher an der unteren Grenze des Eisenspeichers sind. Frauen ohne oder mit sehr unregelmäßigen oder leichten Periodenblutungen müssen etwas vorsichtiger sein, was eine Überdosierung angeht. Wichtig ist, Eisensupplemente nicht mit Kaffee, dafür aber mit Vitamin C einzunehmen. Denn Kaffee hemmt die Aufnahme im Darm, während Vitamin C sie fördert.

Magnesium

Niedrige Magnesiumwerte werden mit einem höheren Diabetesrisiko in Verbindung gebracht und eine Magnesiumergänzung senkt nachweislich den Blutzucker und verbessert die Insulinsensitivität, insbesondere bei Menschen mit Insulinresistenz und/oder Magnesiummangel und/oder bei Frauen mit Schwangerschaftsdiabetes. Die zusätzliche Einnahme von Magnesium scheint auch den Blutdruck bei Menschen mit Magnesiummangel und bei Menschen mit erhöhtem Blutdruck (*Hypertonie*) zu senken.

Es gibt Hinweise darauf, dass eine Magnesiumsupplementierung altersbedingte Veränderungen des Schlafverhaltens normalisieren oder den Schlaf von Menschen mit Schlaflosigkeit oder Magnesiummangel verbessern kann. Zudem können Häufigkeit und Intensität von Migränekopfschmerzen verringert und prämenstruelle Symptome bei Frauen abgeschwächt werden. Generell sollte die Supplementierung besonders bei bestehenden Vorerkrankungen ärztlich abgeklärt werden.

Omega-3-Fettsäuren

Nahrungsergänzungsmittel mit Omega-3-Fettsäuren werden oft verwendet, um Entzündungen im Körper zu reduzieren. Omega-3-Fettsäuren sind essenzielle Fettsäuren, die der Körper nicht selbst herstellen kann und die daher über die Ernährung zugeführt werden müssen. Die wichtigsten Omega-3-Fettsäuren sind Eicosapentaensäure (EPA) und Docosahexaensäure (DHA), die hauptsächlich in fettreichen Fischen wie Lachs, Makrele, Hering und Sardinen vorkommen. Omega-3-Fettsäuren spielen eine entscheidende Rolle für die Gesundheit und eine ausreichende Versorgung hat viele Vorteile:

- Herzgesundheit: Omega-3-Fettsäuren können helfen, den Blutdruck und die Blutfettwerte zu senken sowie Entzündungen im Körper zu reduzieren, was das Risiko von Herzkrankheiten verringern kann.
- Gehirnfunktion: DHA ist ein wichtiger Bestandteil von Zellmembranen im Gehirn und spielt eine Rolle bei der Gehirnentwicklung und der kognitiven Funktion.
- Entzündungshemmung: Omega-3-Fettsäuren haben entzündungshemmende Eigenschaften, die bei der Vorbeugung und Linderung von entzündlichen Erkrankungen wie Arthritis helfen können.
- Stimmung und Depression: Omega-3-Fettsäuren können sich positiv auf die Stimmung auswirken und möglicherweise bei der Behandlung von Depressionen helfen.

Für manche Menschen kann es durchaus schwierig sein, ausreichende Mengen an Omega 3 aus der normalen Ernährung zu erhalten, insbesondere wenn sie wenig fettreiche Fische essen und sich vegetarisch oder vegan ernähren. In solchen Fällen können Nahrungsergänzungsmittel eine sinnvolle Option sein.

Tipp

Nicht alle Nahrungsergänzungsmittel mit Omega-3-Fettsäuren sind gleich. Qualität und Reinheit der Produkte können variieren. Ich empfehle, Nahrungsergänzungsmittel von vertrauenswürdigen Herstellern zu wählen und die Dosierungsempfehlungen auf der Verpackung zu beachten.

Wie bei allen Nahrungsergänzungsmitteln ist es ratsam, vor der Einnahme von Omega-3-Fettsäuren mit einem Arzt zu sprechen, insbesondere wenn du bereits Medikamente einnimmst oder bestimmte gesundheitliche Sonderbedingungen hast. Ein Arzt kann den individuellen Bedarf bewerten und die richtige Dosierung und Form des Supplements empfehlen.

Glutamin und die Darmflora

Glutamin ist eine nicht-essenzielle Aminosäure, die eine wichtige Rolle im Körper spielt. Es ist an verschiedenen Stoffwechselprozessen beteiligt und hat auch Auswirkungen auf die Darmflora. Gut zu wissen:

- Glutamin unterstützt die gesunde Funktion der Darmbarriere, indem es die Zellen in der Darmschleimhaut stärkt. Eine intakte Darmbarriere ist wichtig, um das Eindringen von schädlichen Substanzen in den Körper zu verhindern und Entzündungsreaktionen zu reduzieren.
- Glutamin ist eine wichtige Energiequelle für die Zellen der Darmschleimhaut. Es unterstützt die Zellerneuerung und hilft dabei, die Darmfunktion aufrechtzuerhalten.
- Glutamin kann dazu beitragen, den pH-Wert im Darm zu regulieren, was für das Wachstum und die Aktivität bestimmter Darmbakterien wichtig ist.
- Glutamin fördert das Wachstum von nützlichen Darmbakterien und unterstützt so eine gesunde Darmflora. Eine ausgeglichene und vielfältige

Darmflora ist wichtig für die Verdauung, die Aufnahme von Nährstoffen und die Funktion des Immunsystems.

- Glutamin kann entzündungshemmende Eigenschaften haben und dazu beitragen, Entzündungsreaktionen im Darm zu reduzieren.

Glutamin kann aus der normalen Ernährung gewonnen werden und steckt in proteinreichen Lebensmitteln: in Fleisch und Fisch, Milchprodukten, Hülsenfrüchten und Nüssen. In einigen Fällen kann eine gezielte Glutaminsupplementierung sinnvoll sein, besonders bei Personen mit Darmbeschwerden, nach Operationen oder Verletzungen, bei denen der Bedarf an Glutamin erhöht sein kann. Es ist aber wichtig zu beachten, dass Nahrungsergänzungsmittel mit Glutamin nicht für jeden notwendig oder geeignet sind. Wenn du Bedenken hinsichtlich deiner Darmgesundheit hast oder erwägst, Glutaminsupplemente einzunehmen, ist es ratsam, das mit Fachleuten abzusprechen. Sie können den individuellen Bedarf bewerten und die richtige Dosierung und Form von Glutamin empfehlen, die für deine spezifische Situation am besten geeignet ist.

Tipp

Bei einem gereizten Darm kannst du morgens zehn Gramm Glutamin in Wasser auflösen und vor dem Frühstück trinken. Im Training kannst du immer fünf Gramm pro 500 Milliliter in die Trinkflasche geben. Das stabilisiert die Darmflora.

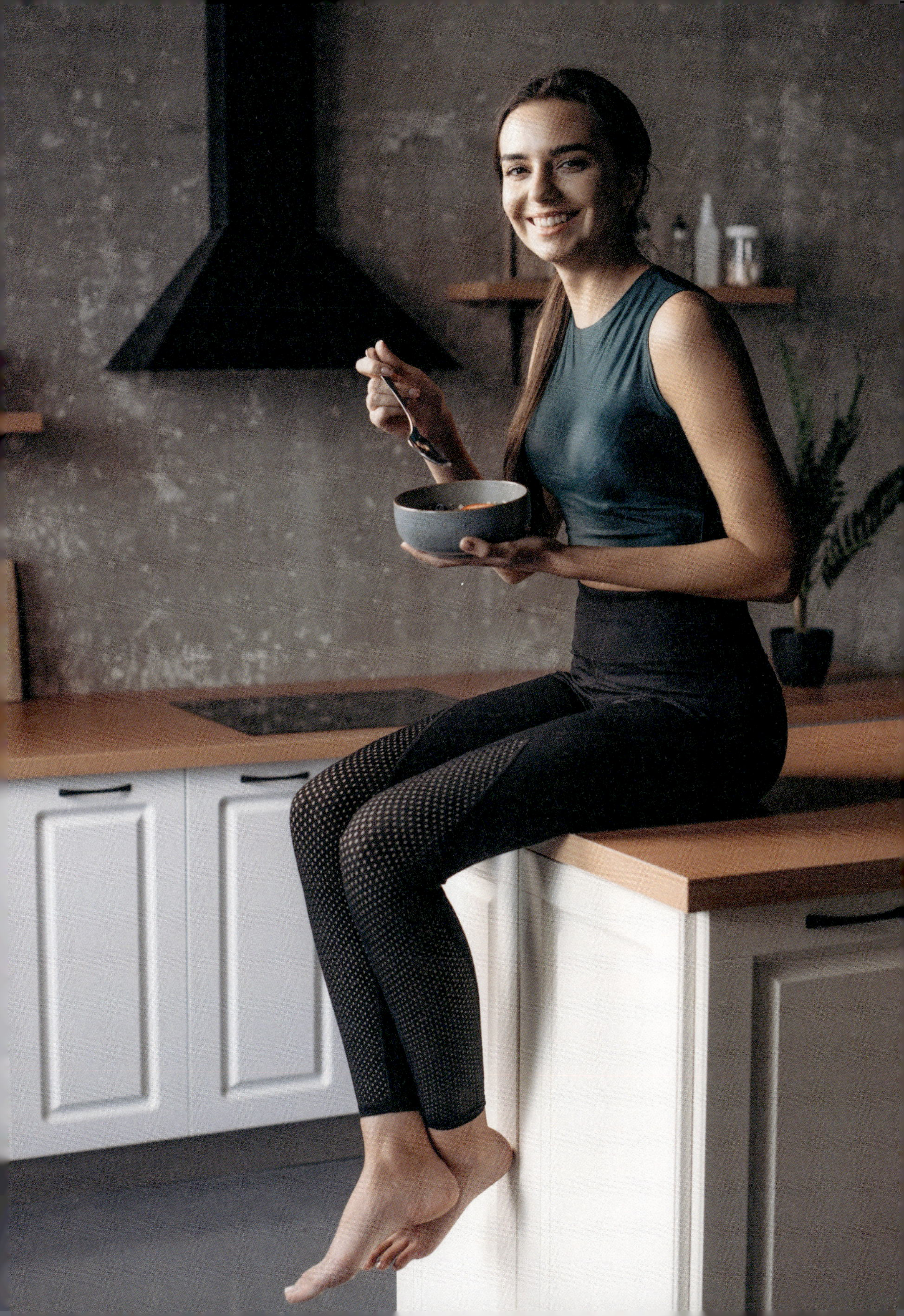

4

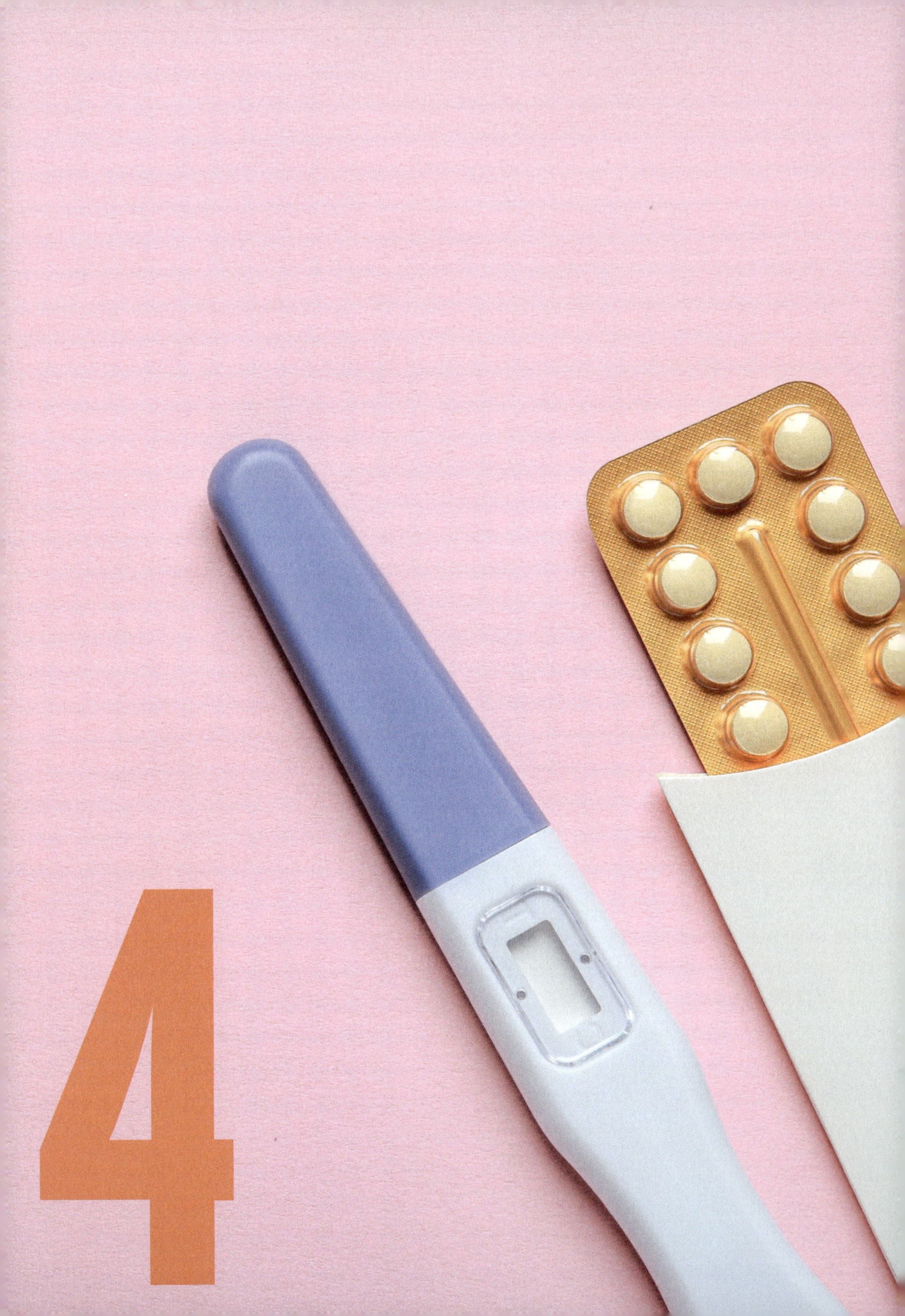

Frauen ohne Zyklus

In diesem Kapitel geht es nun um alle Frauen, die aktuell keinen natürlichen Zyklus haben. Dazu zählen beispielsweise Frauen während der Schwangerschaft, nach der Menopause, mit sekundärer Amenorrhoe und unter hormoneller Verhütung.

Eine Abbruchblutung durch die Pausierung der Einnahme der Pille stellt keine natürliche Periode dar.

SEKUNDÄRE AMENORRHOE UND RED-S

Bei einem relativen Energiemangel ist die aufgenommene Kalorienmenge im Verhältnis zum Energieverbrauch des Körpers zu gering. Frauen, die viel Sport treiben, brauchen auch viel Energie. Das ist ein simpler Zusammenhang, der allerdings oft ignoriert wird. Es bedarf erst der Vorbereitung und dann der Umsetzung – oft bleibt das auf der Strecke, weil es als »nicht notwendig« abgetan wird. Wenn die Sportlerin die Versorgung nicht gewissenhaft in den Trainingsalltag integriert, kann es schnell passieren, dass der Körper in einen Energiemangel gerät. Passiert das ab und zu mal bei einem besonderen Anlass, wie einer ausnahmsweise längeren sportlichen Einheit, ist das halb so wild. Passiert es regelmäßig, wird es problematisch. Denn dann geht es um einen chronischen Energiemangel. Und der kann bei allen Frauen auftreten – bei Ausdauersportlerinnen im Leistungssport, aber auch bei Freizeitsportlerinnen.[13] Chronischer Energiemangel macht sich durch eine Vielzahl an Symptomen bemerkbar: Er kann sich sowohl auf die sportliche Leistungsfähigkeit als auch auf die Psyche auswirken. Unter anderem zählen sekundäre Amenorrhoe, erhöhte Verletzungs- und Infektanfälligkeit, eine gestörte körperliche Entwicklung in der Pubertät, Depressionen oder Störungen im Magen-Darm-Trakt dazu.[14]

Schuld daran ist – mal wieder – die hormonelle Disbalance: Die Produktion des Taktgebers des weiblichen Zyklus, das Gonadotropin freisetzende Hormon (GnRH), wird gehemmt. Wenn das über einen langen Zeitraum der Fall ist, kann der Zyklus nicht mehr stattfinden und die Periode bleibt aus.[15]

Kommen zum Ausbleiben der Periode durch chronischen Energiemangel weitere Symptome hinzu, so spricht man von RED-S, dem Relativen Energie-Defizit-Syndrom im Sport. Das sind typische Symptome:

Tipp

Die meisten betroffenen Frauen, die ich kennenlernen durfte, sind nicht untergewichtig. Sie sind normalgewichtig oder sogar leicht übergewichtig, weil das Timing ihrer Nahrungsaufnahme einfach nicht gepasst hat. Es ist nicht nur eine Frage der täglichen oder wöchentlichen Energiebilanz, sondern vielmehr eine Frage des Timings und der Verteilung der Makronährstoffe. Der Clou ist, die Kohlenhydrate genau dann zuzuführen, wenn der Körper sie braucht. Ist er einmal in einer Mangelsituation, steigen die Stresshormone und die Kohlenhydrate werden vermehrt als Fett gespeichert, anstatt in den Glykogenspeichern für die nächste Belastung bereitzustehen.

- Konzentrationsschwierigkeiten: Sportlerinnen mit RED-S fühlen sich oft müde und haben häufig Konzentrationsschwierigkeiten.
- Gewichtsverlust oder ungewollte Gewichtszunahme: Obwohl RED-S häufig mit Gewichtsverlust assoziiert ist, kann es auch zu unerwarteter Gewichtszunahme kommen, da der Körper versucht, Energie zu sparen und Fett zu speichern.
- Erhöhte Verletzungsanfälligkeit: RED-S kann die Knochendichte reduzieren und das Risiko für Stressfrakturen und Knochenbrüche erhöhen.
- Schwaches Immunsystem: Das Immunsystem aufrechtzuerhalten, kostet den Körper Energie. Fehlt die Energie aufgrund des chronischen Energiemangels, ist eine erhöhte Infektanfälligkeit durch ein geschwächtes Immunsystem häufig die Folge.
- Störungen des Verdauungssystems: Energiemangel geht mit erhöhten Stresshormonen einher. Diese können den Darm reizen und so zu Durchfall und Blähungen führen.
- Veränderungen von Haut und Haaren: Aufgrund erhöhter männlicher Sexualhormone können Akne und trockene Haut sowie übermäßiges Haar-

wachstum an für Frauen untypischen Stellen wie beispielsweise im Gesicht entstehen.

- Stimmungs- und Verhaltensveränderungen: Stimmungsschwankungen, Reizbarkeit, Angstzustände bis hin zu Depressionen treten in Kombination mit RED-S stark gehäuft auf.
- Reduzierte Fruchtbarkeit: Der Energiemangel führt häufig zu Hormonstörungen, die den weiblichen Hormonzyklus und damit die Fruchtbarkeit beeinträchtigen.
- Reduzierte sportliche Leistung: Aufgrund des Energiemangels und der hormonellen Veränderungen sind die sportliche Leistungsfähigkeit und die Trainingsanpassung meist stark beeinträchtigt.

RED-S ist ein ernstzunehmender Zustand, der nicht nur die sportliche Leistung beeinträchtigt, sondern auch langfristige gesundheitliche Auswirkungen hat. Wir begleiten viele Frauen in Kooperation mit deren Gynäkologinnen oder Gynäkologen, um in schweren Fällen durch eine vorübergehende Hormonersatztherapie die Kollateralschäden wie eine niedrige Knochendichte und ein damit einhergehendes erhöhtes Verletzungsrisiko in Grenzen zu halten. Ziel ist es dabei jedoch, durch die Lebensstilumstellung die Hormonersatztherapie bald zu beenden und die Frauen wieder zu einem natürlichen Zyklus zu begleiten. Mit Maria Woll ist uns dieser Weg das erste Mal erfolgreich geglückt. Ihre Geschichte findest du im nächsten Abschnitt.

KONSEQUENZEN FÜR TRAINING UND ALLTAG

Lass mich dir noch einmal genau aufzeigen, was passiert, wenn der weibliche Körper aus der Balance geraten ist, und was du tun kannst. Es ist mir wichtig, dass du diese Zusammenhänge so gut verstehst, dass du nach dem Lesen hier ganz selbstverständlich einen neuen, gesünderen Weg einschlägst.

Die Verpflegung im Training ist entscheidend

»Ich trainiere doch nie länger als eine Stunde, da muss ich ja nichts essen.« Oder: »Ich bin ja keine Leistungssportlerin, ich gehe nur drei- oder viermal pro Woche zum Sport. Da wäre es doch völlig übertrieben, die Verpflegung im Training zu optimieren.« Das sind Sätze, die wir von Freizeitsportlerinnen, die seit Jahren eine sekundäre Amenorrhoe haben, ständig hören.

Doch die größte Gefahr des Energiemangels besteht im Training. Der Verbrauch ist erhöht und gerade bei trainierenden Frauen kann bereits in einer halben Stunde sportlicher Aktivität ein massiver Energiemangel entstehen. Wenn das Training beispielsweise morgens vor dem Frühstück stattfindet, sind die Kohlenhydratspeicher in der Leber bereits relativ entleert, was bei Belastung direkt zu einer Ausschüttung von Stresshormonen führt, um den Blutzuckerspiegel für die Gehirnversorgung aufrechtzuerhalten. Auch wenn du später am Trainingstag vermehrt Kohlenhydrate isst, sind die Folgen des Energiemangels bereits verbucht. Je intensiver und länger die Trainingseinheiten sind, desto mehr Kohlenhydrate brauchst du im Training.

Intermittierendes Fasten: Fluch oder Segen?

Die Mehrheit unserer Klientinnen kam mit genau diesem Essverhalten zu uns – und ich habe eine klare Meinung dazu. Bei intermittierendem Fasten essen die meisten Menschen ihre erste Mahlzeit mittags und der Wecker klingelt trotzdem früh. Morgens ist unser Cortisolspiegel am höchsten. Fällt das Frühstück aus, läuft der Körper bis zur ersten Mahlzeit im Stressstoffwechsel, denn die Kohlenhydratspeicher der Leber sind nach der Nacht entleert worden und das Gehirn braucht einen ausreichend hohen Blutzuckerspiegel. Wie du hier bereits gelesen hast, ist das alles andere als wünschenswert.

Hinzu kommt, dass ein Großteil der Menschen morgens Kaffee trinkt. Koffein auf nüchternen Magen befeuert den Stressstoffwechsel regelrecht. Nüchterntraining am Morgen verstärkt die Stresshormonproduktion zusätzlich. Gegen intermittierendes Fasten in Ruhephasen ohne Alltag ist in meinen Augen nichts einzuwenden: Auszuschlafen, etwas später zu frühstücken und die letzte Mahlzeit am Nachmittag zu sich zu nehmen kann einem gesunden Körper erwiesenermaßen sehr guttun. Du solltest das Intervallfasten also nur leben, wenn du dir einen solchen Rhythmus gönnen kannst.

Die Regeneration optimieren

Neben der Verpflegung im Training ist es unabdingbar, dich im Alltag ausreichend zu ernähren. »Ausreichend« bezieht sich dabei nicht nur auf die gesamte Kalorienmenge, sondern auch auf die Verteilung der Makronährstoffe, denn: Fehlen dem Körper die nötigen Kohlenhydrate, um durch das Training entleerte Kohlenhydratspeicher wiederaufzufüllen, so hat dies einen negativen Effekt auf die nächste Trainingseinheit: Es kommt schneller zu einem Energiemangel.

Tipp

Der beste Zeitpunkt, um die entleerten Kohlenhydratspeicher wiederaufzufüllen, ist ungefähr eine Stunde nach der Trainingseinheit. Dann kommen die Kohlenhydrate direkt in den Glykogenspeichern deiner Muskulatur an. Steht am nächsten Tag eine intensive Trainingseinheit an, so empfiehlt es sich, auch abends ausreichend Kohlenhydrate zu essen, damit die Speicher am nächsten Tag vollgeladen sind.

DER WEG ZURÜCK ZUM NATÜRLICHEN ZYKLUS

»Du musst zunehmen und darfst keinen Sport mehr machen.« Das ist der Rat, den betroffene Frauen oftmals erhalten. Das löst das Problem manchmal tatsächlich, wobei aus meiner Beobachtung häufig Kollateralschäden entstehen und das Ziel oft dennoch nicht erreicht wird. Die Frauen nehmen teilweise über 20 Kilogramm zu, fühlen sich unwohl und das wohl Schlimmste: Ihnen wird ihre liebste Freizeitbeschäftigung und dadurch ein wesentlicher Teil ihres Privatlebens genommen. An diesem Punkt sitzen viele Frauen völlig verzweifelt vor mir und sagen, dass ihr Leben seit dieser Veränderung in allen Lagen aus den Bahnen geraten ist. Sie sind beruflich nicht mehr leistungsfähig, kaum noch ausgeglichen, schneller reizbar und vieles mehr. Manche brechen sogar langjährige Freundschaften ab oder verlassen das Haus nur, wenn es nicht anders geht – aus Scham für ihren »neuen Körper«.

MEINE ERFAHRUNG

Ich möchte dir von Louise erzählen. Sie kam mit sekundärer Amenorrhoe zu uns, ihr Fall war relativ schnell klar: Sie machte regelmäßig Ausdauertraining in Kombination mit einer Low-Carb-Diät – der Endgegner eines ausgeglichenen weiblichen Körpers. Ärzte schickten sie in die Kinderwunschklinik zur Hormontherapie, verschrieben ihr Sportverbot und legten ihr eine Gewichtszunahme ans Herz. Alle Punkte führten zu einer massiven mentalen Belastung, die ihre Situation verschärfte. Mein Team und ich haben es geschafft, dass sie nach nur zwei Monaten ihre erste Periode seit zehn Jahren hatte, und das alles auf natürlichem Wege.

Viele Sportlerinnen holen sich ärztlichen Rat ein und erhalten die Antwort, dass sie keinen Sport mehr machen dürfen und zunehmen müssen. So ging es mir selbst. Für eine Leistungssportlerin mit 15 bis 20 Stunden Training pro Woche ist das ein ziemlicher Einschnitt. Es kann der richtige Weg sein. Ich beobachte jedoch, dass die Kollateralschäden enorm sind: Beim Wegfall des Sports, den insbesondere eine Leistungssportlerin über Jahre gewohnt ist, brechen die sportlichen Ziele weg und das soziale Umfeld im Sport noch dazu. Das führt häufig zu Depressionen. Und vor allem: Die Frauen nehmen zu und fühlen sich so unwohl in ihrem Körper, dass sie ihre Periode dennoch nicht zurückbekommen.

Ich selbst bin einen anderen Weg gegangen und konnte ihn seither schon mit vielen anderen Frauen erfolgreich gehen: mit Sport und ohne massive Gewichtszunahme. Dafür muss man sich mit dem Thema auseinandersetzen, ein Verständnis für die Ursache entwickeln und unglaublich diszipliniert in der Umsetzung sein. Bereits eine schlecht verpflegte Trainingseinheit kann eine Frau wieder zwei Wochen zurückwerfen. Dank neuer technischer Möglichkeiten kann man mittlerweile – wie beschrieben – kontinuierlich den Blutzuckerspiegel messen. Bei WAY TO WIN arbeiten wir mit Frauen in dieser Situation mit Blutzuckermonitoring und können sofort den Trainingsreiz reduzieren, wenn wir sehen, dass die Versorgung nicht sichergestellt ist. So hat es auch bei Louise funktioniert.

Es kann dir schwerfallen, die neuen Gewohnheiten zu etablieren und du musst immer und immer wieder dranbleiben. Deswegen will ich hier auch immer und immer wieder betonen, worauf es ankommt. Im Ausdauersport verbraucht der Körper primär Fette und Kohlenhydrate. Auch im sogenannten Fettstoffwechseltraining gewinnt der Körper bereits einen relevanten Anteil der Energie aus Kohlenhydraten. Wenn du morgens nichts isst und zuerst trainierst, ist dir das vielleicht schon zur Gewohnheit geworden. Wenn man das ab und zu mal macht, ist das kein Problem. Als Gewohnheit aber ist es höchst schädlich. Wie du schon weißt, sind die Kohlenhydratspeicher in der Leber morgens beim Aufstehen relativ leer. Das Gehirn kann jedoch nicht ohne Weiteres Fett verstoffwechseln und ist auf den Zucker im Blut angewiesen. Kurbelt man nun den Verbrauch durch etwaiges Nüchterntraining weiter an, muss der Körper die Freisetzung von Zucker ins Blut aus anderen Quellen, wie Proteinen, erwirken. Man nennt das Gluconeogenese, also »Zuckerproduktion«. Dieser Prozess wird allerdings durch das Stresshormon Cortisol angestoßen. Nun ist der Stresshormonspiegel morgens ohnehin schon auf dem natürlichen Höhepunkt und wird noch weiter gepusht.

Das Problem daran: Das System »weiblicher Zyklus« ist ein sehr fragiles Zusammenspiel verschiedener Hormone. Wird beispielsweise viel Cortisol benötigt, baut der Körper das Sexualhormon Progesteron in Cortisol um, da die beiden sich vom Aufbau her sehr ähnlich sind. In Folge sinkt Progesteron im Verhältnis zum Östrogen. Das bringt den Zyklus durcheinander und führt zum Ausbleiben der Periode.

Checkliste für die Balance

Dos

- ✓ mindestens 20 Gramm Kohlenhydrate pro Stunde Training
- ✓ im intensiven Training deutlich mehr – mindestens 50 Gramm pro Stunde
- ✓ Trainingsintensität an Alltagsbelastung und Schlafqualität anpassen
- ✓ besonders an Trainingstagen Kalorienbedarf decken

Don'ts

- ✗ Nüchterntraining
- ✗ Training ohne Verpflegung, auch wenn es noch so kurz ist
- ✗ nicht auf den Körper hören
- ✗ an Trainingstagen Kaloriendefizit aufbauen und am Ruhetag »nachessen«

HORMONELLE VERHÜTUNG UND DER WEIBLICHE ZYKLUS

Bislang ging es hier vorrangig um Frauen, die einen natürlich Zyklus haben oder wieder anstreben. Das geht nur, wenn nicht hormonell verhütet wird, denn diese Eingriffe ins fragile System stabilisieren es künstlich. Was also ist dann in Alltag und Training zu beachten?

Hormonelle Verhütungsmittel, wie die Antibabypille, das Hormonpflaster, der Vaginalring oder hormonelle Intrauterinpessare, haben einen erheblichen Einfluss auf den Menstruationszyklus der Frau. Sie wirken, indem sie den Hormonhaushalt im Körper verändern und den Eisprung unterdrücken. Dadurch verhindern sie eine Schwangerschaft – entweder indem sie die Befruchtung der Eizelle durch Spermien oder die Einnistung einer befruchteten Eizelle in die Gebärmutterschleimhaut verunmöglichen. Oder sie verhindern den Eisprung, indem sie die Produktion von Hormonen wie Östrogen und Progesteron regulieren. Dadurch wird erst gar keine Eizelle freigesetzt, die befruchtet werden könnte. Manche hormonellen Verhütungsmittel können auch dazu führen, dass die Gebärmutterschleimhaut dünner wird. Dadurch wird es für eine befruchtete Eizelle schwieriger, sich in die Gebärmutterschleimhaut einzunisten, was eine Schwangerschaft verhindert.

Frauen, die hormonell verhüten, erleben oft Veränderungen in ihrem Blutungsmuster. Einige Hormonpräparate können zu leichteren, kürzeren und weniger schmerzhaften Perioden führen. Andere können die Monatsblutung ganz verhindern oder zu unregelmäßigen Blutungen führen. Wenn eine Lebensumstellung keine ausreichende Besserung bringt, können hormonelle Verhütungsmittel Menstruationsbeschwerden wie Regelschmerzen, PMS-Symptome und zu starke Blutungen lindern.

Es ist wichtig zu beachten, dass der Einfluss hormoneller Verhütungsmittel auf den Zyklus von Frau zu Frau unterschiedlich sein kann. Einige Frauen können eine gute Verträglichkeit erleben und von den positiven Effekten wie einer leichten Regelblutung profitieren. Andere Frauen erfahren Nebenwirkungen, wie zum Beispiel Brustspannen, Gewichtszunahme oder Stimmungsschwankungen. Bevor eine Frau hormonelle Verhütungsmittel einnimmt, sollte sie mit einem Frauenarzt, einer Frauenärztin sprechen, um die geeignete Methode zu wählen und die individuellen Risiken und Vorteile zu klären. Auch der Sport kann dabei thematisiert werden.

TRAINIEREN MIT HORMONELLER VERHÜTUNG

Das Trainieren mit hormoneller Verhütung sollte in der Regel keine größeren Einschränkungen mit sich bringen. Viele Frauen, die hormonell verhüten, können ihr Training und ihre sportlichen Aktivitäten problemlos fortsetzen.

Hormonelle Verhütungsmittel können dazu beitragen, Zyklusbeschwerden wie PMS, Regelschmerzen und zu starke Blutungen zu reduzieren oder zu verhindern. Dein Training kann daher auch während deiner Periode ohne größere Unterbrechungen fortgesetzt werden. Die Methoden haben in der Regel keinen nachteiligen Einfluss auf die sportliche Leistungsfähigkeit.

Doch denke daran, auf deinen Körper zu hören und auf mögliche Veränderungen zu achten, um das Beste aus deinem Training – und deinem Leben – herauszuholen. Jede Frau sollte für sich selbst entscheiden, was für sie das richtige ist. Dazu möchte ich meine Erfahrung mit dir teilen.

MEINE ERFAHRUNG

Auch wenn es aufgrund der Nebenwirkungen der Pille fraglich ist, empfehlen einige Trainer Sportlerinnen, die Pille zu nehmen, damit die Frauen nicht den hormonellen Schwankungen unterliegen und das Training nicht an den Zyklus angepasst werden muss. Das erleichtert die Planung und gleicht das Training der Frauen an das Training der Männer an. Meine persönliche Einstellung dazu ist, dass das allein kein Grund sein sollte, die Pille zu nehmen. Im zyklusgesteuerten Training kann man sich auch die stark anabole Phase in der ersten Zyklushälfte für effiziente Trainingserfolge zunutze machen und bei einem geeigneten Lebensstil halten sich die Nachteile vor und während der Periode in Grenzen. Zudem hat eine Frau mit Zyklus ein deutlich besseres Körpergefühl und merkt sofort, wenn ihr Zyklus – und damit ihr Körper – aus der Balance kommt. Man kann das als praktisches Frühwarnsystem bezeichnen. Ich selbst habe damals die Pille genommen und schlichtweg nicht gemerkt, dass es meinem Körper nicht gut geht. Erst nachdem ich die Pille abgesetzt habe und mein Zyklus ausblieb, wurde mir wirklich bewusst, dass ich gegen meinen Körper gearbeitet habe.

SCHWANGERSCHAFT UND STILLZEIT

Auch das sind Zeiten, in denen eine Frau ohne Periode lebt – und gegebenenfalls sportlich aktiv ist oder sein möchte. Hormonell ist in diesen Phasen viel in Bewegung, weswegen es sinnvoll und sogar wichtig ist, auf eine gute Balance zu achten.

DIE HORMONELLEN VERÄNDERUNGEN IN SCHWANGERSCHAFT UND STILLZEIT

Während Schwangerschaft und Stillzeit unterliegen die Sexualhormone im weiblichen Körper erheblichen Veränderungen, um die verschiedenen Bedürfnisse des sich entwickelnden und dann gestillten Babys zu erfüllen. Während der Schwangerschaft steigen bestimmte Hormonspiegel deutlich an, um die Schwangerschaft aufrechtzuerhalten und das Wachstum des Babys zu unterstützen. Wenn die folgenden Hormon ihren Job gut erledigen, ist schon einmal die Grundlage für eine positiv verlaufende Schwangerschaft gelegt:

- Östrogen spielt eine entscheidende Rolle bei der Entwicklung des Babys und der Plazenta. Es erhöht die Durchblutung, um die Sauerstoffversorgung des Babys zu verbessern.
- Progesteron unterstützt die Entwicklung der Gebärmutterschleimhaut und verhindert, dass sich die Gebärmutter vorzeitig zusammenzieht, was eine Fehlgeburt auslösen würde. Es trägt auch dazu bei, die Gebärmutter entspannt zu halten, um Platz für das wachsende Baby zu schaffen.
- Humanes Choriongonadotropin (hCG) ist das Hormon, das in einem Schwangerschaftstest nachgewiesen wird. Es wird von den Zellen des sich entwickelnden Embryos produziert und signalisiert dem Körper, dass eine Schwangerschaft besteht.

- Prolaktin bereitet die Brüste auf das Stillen vor und unterstützt die Milchproduktion nach der Geburt.

Nach der Geburt des Babys ändert sich die Hormonzusammensetzung erneut, um die Milchproduktion und das Stillen zu unterstützen. Nach der Geburt sinken die Konzentrationen von Östrogen und Progesteron schnell ab, da die Plazenta den Körper verlassen hat. Dieser Rückgang ermöglicht den Start der Milchproduktion. Prolaktin ist nun noch aktiver, es ist das Schlüsselhormon für die Milchproduktion. Es wird von der Hypophyse im Gehirn freigesetzt und stimuliert die Milchdrüsen in den Brüsten, Milch zu produzieren. Oxytocin, auch als »Bindungshormon« bekannt, wird während des Stillens freigesetzt und löst Kontraktionen der Milchdrüsen aus, um die Milch für das Baby fließen zu lassen. Es ist *das* Hormon, um die Mutter-Kind-Bindung zu festigen.

Hormonelle Veränderungen während dieser Phasen sind vollkommen normal und helfen den Müttern, eine gesunde Schwangerschaft und Stillzeit zu erleben. Was aber heißt das für einen sportlichen Alltag?

KONSEQUENZEN FÜR TRAINING UND ALLTAG

Das Energiemanagement im Training während Schwangerschaft und Stillzeit ist von großer Bedeutung, da der Körper der Mutter in dieser Zeit logischerweise andere Prioritäten hat. Gerade in dieser Zeit empfehle ich, ab und zu eine kontinuierliche Blutzuckermessung durchzuführen, um sicherzustellen, dass durch das Training in Kombination mit dem erhöhten und ungewohnten Energieverbrauch durch Schwangerschaft oder Stillen keine Phasen der Unterversorgung entstehen. Jeder Körper funktioniert anders. Pauschalaussagen wie »500 Kalorien mehr pro Tag, an dem man stillt«, bieten vielleicht eine generelle Orientierung, aber das kann individuell stark abweichen. Am Ende beeinflusst auch dein

Nachtschlaf, dein Stresslevel und vieles mehr deinen Kalorienverbrauch. Die langzeitliche Messung des Blutzuckerspiegels bringt hier individuelle Klarheit.

Bevor du mit einem Trainingsprogramm in der Schwangerschaft oder Stillzeit beginnst, solltest du immer zuerst deinen Arzt konsultieren. Er (oder sie) kann beurteilen, ob es sicher ist, dass du mit dem Training fortfährst, und dir möglicherweise spezifische Empfehlungen geben.

Während der Schwangerschaft verändert sich dein ganzer Körper, weil er mit einer komplett neuen Situation konfrontiert ist. Es ist wichtig, ihn zu unterstützen und nicht zusätzlich zu belasten. Im ersten Trimester musst du möglicherweise Rücksicht auf eventuelle Übelkeit und Erschöpfung nehmen. Später in der Schwangerschaft können das zusätzliche Gewicht und das veränderte Gleichgewicht die Art des Trainings beeinflussen. Es ist wichtig, diese Veränderungen zu akzeptieren und das Training anzupassen.

Während der fortgeschritteneren Schwangerschaftsmonate ist es wichtig, die Intensität des Trainings anzupassen und auf zu lange, intensive Belastungen, schnelle Bewegungen oder Übungen, welche die Bauchmuskulatur stark beanspruchen, zu verzichten. Besonders wichtig ist es, das Sturzrisiko zu minimieren. Eine gute Möglichkeit bieten Indoortrainer, auf denen viele schwangere Sportlerinnen bis kurz vor der Geburt ein lockeres Training durchführen.

Für Ausdauersportlerinnen: Es gibt eine Studie mit Olympia-Teilnehmerinnen, die zeigt, dass intensives Intervalltraining die Herzfrequenz des Babys kurzzeitig reduzieren kann.[16] Es gab zwar keinen Nachweis für eine langfristige Schädigung der Babys, das Ergebnis zeigt jedoch deutlich, welcher Belastung das Baby beim intensiven Ausdauertraining der Mutter ausgesetzt ist. Für eine definitive Abschätzung der Folgen war die Anzahl der Teilnehmerinnen in dieser Studie zu gering. Training mit niedriger Intensität scheint jedoch einen positiven Einfluss auf Mutter und Kind zu haben, sofern der Trainingsumfang während der Schwangerschaft im Vergleich zu der Zeit davor nicht stark erhöht wird.

Während Schwangerschaft und Stillzeit ist natürlich auch eine ausgewogene und ausreichende Ernährung von großer Bedeutung, um den zusätzlichen Energiebedarf zu decken. Hier kann eine kontinuierliche Blutzuckermessung über 14 Tage helfen, um ein besseres Gefühl für den individuellen Energiebedarf zu bekommen.

Gerade bei Frauen, die vor und während der Schwangerschaft regelmäßig trainiert haben, verändert sich der Stoffwechsel durch die Pause um die Geburt herum dahingehend, dass sie bei gleicher Leistung mehr Kohlenhydrate und weniger Fette verbrauchen. Das hat zwei Gründe:

- Die Muskulatur baut durch die Pause die fettverbrennenden Fasern zum Teil in kohlenhydratverbrennende Fasern um.
- Die Trainingsbereiche sinken durch die Trainingspause schneller ab, das heißt: Die Form nimmt ab. Du bräuchtest dann bei gleicher Leistung mehr Kohlenhydrate. Der empfehlenswerte und gesündere Weg ist allerdings, die Trainingsbereiche neu zu definieren und die Form allmählich wiederaufzubauen. Keine Sorge: Wer vorher fit war, baut nach der Geburt auch schneller wieder eine gute Ausdauerform auf!

Nach der Geburt solltest du das Training langsam wiederaufnehmen und deinem Körper ausreichend Zeit geben, sich zu erholen. Der Einstieg ins Training nach der Geburt erfordert im Zweifel mehr Rücksichtnahme und Anpassungen an die veränderten Bedürfnisse des Körpers, als du bisher in deinem Leben erlebt hast. Gerade in den ersten Wochen solltest du dich sportlich schonen, da dein Körper damit beschäftigt ist, die Wunde in deiner Gebärmutter zu verheilen, Milch zu produzieren und sich an die unterbrochenen Nächte zu gewöhnen. Bevor du mit dem Training beginnst, solltest du deinen Arzt oder deine Ärztin konsultieren, um sicherzustellen, dass dein Körper für das Training nach der Geburt bereit ist. In der Regel wird empfohlen, mindestens sechs Wochen nach einer vaginalen Geburt und acht Wochen nach einem Kaiserschnitt mit dem Training zu beginnen, sofern es keine Komplikationen gegeben hat.

Beginne dein Training langsam und behutsam. Dein Körper hat sich während der Schwangerschaft und Geburt verändert, und es ist wichtig, darauf einzugehen. Starte mit leichten Aktivitäten wie Spaziergängen oder sanften Yogaübungen und steigere die Intensität allmählich. Vielen Frauen fällt es nach sechs bis acht Wochen auch wieder leicht, bei niedriger Intensität auf dem Rad zu trainieren.

Der Beckenboden ist während der Schwangerschaft und Geburt stark beansprucht worden. Beckenbodenübungen, auch Kegelübungen genannt, sind wichtig, um die Beckenbodenmuskulatur zu stärken und mögliche Probleme wie Inkontinenz zu verhindern.

Wenn du stillst, kann das Timing des Trainings in Bezug auf die Stillzeiten wichtig sein, um zu vermeiden, dass du während des Trainings zu hungrig wirst. Sport nach dem Abendessen ist unserer Erfahrung nach nicht zu empfehlen, weil viele Babys nachts mehrfach trinken und du wegen des durch Training und Stillen aufsummierten Kalorienverbrauchs schnell in den Unterzucker kommen kannst. Achte immer darauf, dass du genug Flüssigkeit und Nährstoffe zu dir nimmst.

Während des Trainings in der Stillzeit ist ein gut sitzender Still-BH wichtig (es gibt auch Sport-BH-Modelle), um Brustschmerzen zu vermeiden. Trage bequeme und atmungsaktive Kleidung! Deine Bewegungen sollen nicht eingeschränkt werden.

Wenn möglich, integriere dein Training in Spaziergänge mit dem Baby in Kinderwagen oder Babytrage. Das ermöglicht dir, Zeit an der frischen Luft zu verbringen und gleichzeitig das Baby bei dir zu haben. Auch wenn es nach keiner großen Anstrengung klingt: Lange Spaziergänge bereiten dich ideal auf deinen Trainingseinstieg vor.

In vielen Fitnessstudios oder Gemeinschaftszentren gibt es spezielle Kurse für Mütter nach der Geburt, wie zum Beispiel Postnatal-Yoga oder -Pilates. Diese Kurse bieten eine gute Möglichkeit, in einer unterstützenden Umgebung mit anderen Müttern zu trainieren und Übungen zu erhalten, die auf die spezielle körperliche Situation Rücksicht nehmen.

Tipp

Wir haben bereits viele Frauen beim Wiedereinstieg nach der Geburt begleitet. Die meisten von ihnen haben sich einen sogenannten Rollentrainer – ein Gerät, in das du dein Fahrrad einspannen kannst, um in der Wohnung damit auf der Stelle zu fahren – angeschafft, mit dem sie einfach trainieren können, solange ihr Baby schläft, und sofort da sind, wenn es etwas braucht. Die Trainer sind mittlerweile extrem leise, sodass man außer einem leisen Klacken der Fahrradkette nichts hört.

Es ist wichtig, dich nicht zu sehr zu stressen. Die Zeit nach der Geburt ist anstrengend genug – da darf der Fokus auch mal woanders liegen als beim Sport. Jeder Körper ist anders und es ist normal, dass es einige Zeit dauern kann, bis du dich wieder in Form fühlst. Gib dir selbst Zeit und sei geduldig mit dir. Wenn du unsicher bist, Schmerzen oder spezifische Bedenken hast, suche immer Rat bei einem qualifizierten Trainer oder deinem Arzt des Vertrauens.

WECHSELJAHRE UND POSTMENOPAUSE

Die Wechseljahre sind das Ende der fruchtbaren Phase im Leben einer Frau. Es ist die Phase der hormonellen Umstellung des weiblichen Körpers, bedingt durch das langsame, stetige Erlöschen der Funktion der Eierstöcke. Die Keimzellen bzw. späteren Eizellen in den Eierstöcken sind um das 50. Lebensjahr allmählich aufgebraucht. Die Wechseljahre dauern ungefähr zehn Jahre und finden durchschnittlich zwischen dem 45. und dem 55. Lebensjahr statt.

In den Wechseljahren beginnt die sogenannte Menopause mit der letzten Menstruation im weiblichen Zyklus, auf die ein Jahr lang keine weitere Menstruation folgt. Danach gilt die Menopause als abgeschlossen. Die Zeit vor der Menopause, die Prämenopause, beschreibt eine Phase der unregelmäßigen Zyklen, die in der Regel vier bis fünf Jahre andauert. Die Perimenopause beschreibt die ein bis zwei Jahre vor und nach der Menopause und die Postmenopause die Zeit nach der Menopause.

Interessant ist, dass die Dauer der Wechseljahre geografische Unterschiede aufweist: Durchschnittliche Europäerinnen haben laut einer Studie sechseinhalb Jahre lang Symptome aufgrund der hormonellen Umstellung. Afrikanerinnen erleben die Symptome ihrer Wechseljahre wesentlich länger und Asiatinnen deutlich kürzer.[17]

Schauen wir uns die wichtigsten Hormone an, die während der Wechseljahre eine Rolle spielen und uns verstehen lassen, was im Körper passiert. Da ist wieder das Östrogen, die Hauptfigur der ersten Zyklushälfte. Es wird vor allem in den Eierstöcken gebildet, wobei im Verlauf der Wechseljahre die Produktion konstant abnimmt, bis dort irgendwann kein Östrogen mehr hergestellt wird.

Was jedoch weiterhin bestehen bleibt, ist die Östrogenproduktion im Fettgewebe sowie die Östrogenzufuhr von außen über tierische Produkte, Trinkwasser (durch die Ausscheidungen der Frauen, die die üblichen Formen der Pille nehmen) und östrogenwirksame Substanzen wie Phytoöstrogene in bestimmten Pflanzen und Kräutern wie Salbei oder Frauenmantel.

Progesteron, die Hauptfigur der zweiten Zyklushälfte, wird nahezu vollständig in den Eierstöcken und hier im sogenannten Gelbkörper produziert. Der Gelbkörper entsteht nach dem Eisprung aus dem geplatzten Eibläschen. In den Wechseljahren finden nicht mehr in jedem Zyklus Eisprünge statt, wodurch die anschließende Progesteronproduktion im Gelbkörper ausbleibt. Zu Beginn der Wechseljahre nimmt der Progesteronspiegel deutlich schneller ab als die Östrogenproduktion.

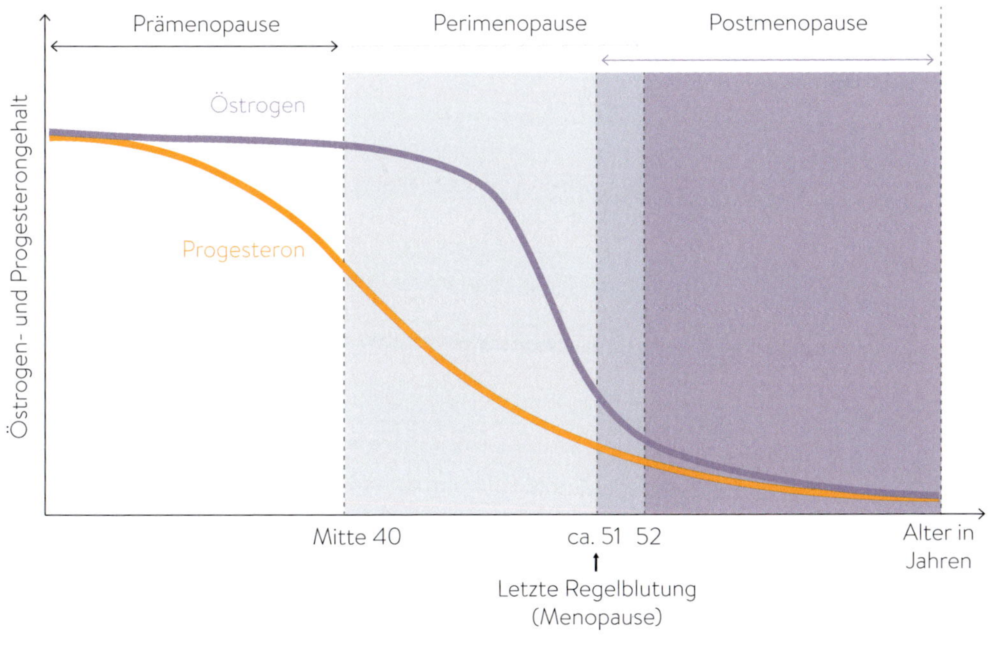

Die Hormone im Verlauf der Menopause

PRÄMENOPAUSE

Die hormonelle Dynamik bedingt in den Wechseljahren oftmals eine Östrogendominanz: Das Gleichgewicht der beiden Hormone verschiebt sich also zugunsten des Östrogens. Das hat zur Folge, dass einige der Wechseljahresbeschwerden in der Prämenopause denen des Prämenstruellen Syndroms ähneln: Wassereinlagerungen, Heißhunger, Stimmungsschwankungen, Hitzewallungen und Gewichtszunahme, um nur ein paar zu nennen. Da in dieser Zeit starke Hormonschwankungen auftreten, ist es umso wichtiger, den Blutzuckerspiegel konstant zu halten, weil dieser »Ruhe ins System« bringen kann. Hier die wichtigsten Tipps für einen konstanten Blutzuckerspiegel in den Wechseljahren:

- guter Schlaf: Je niedriger dein Stresslevel ist, desto weniger Blutzuckerschwankungen hast du.
- ausreichend Ballaststoff- und Fettanteil in jeder Mahlzeit: Ballaststoffe und Fette verlangsamen die Aufnahme der Kohlenhydrate und reduzieren dadurch Blutzuckerschwankungen. Das kannst du beispielsweise erreichen, indem du als Vorspeise einen Salat mit einem olivenölhaltigen Dressing zu dir nimmst.
- komplexe Kohlenhydratquellen wählen: Kohlenhydrate aus Vollkornprodukten oder Hülsenfrüchten werden langsamer aufgenommen als die aus hellen Mehlspeisen, Zucker oder Fruchtsäften.
- genug Wasser trinken: Wassermangel erhöht die Konzentration an Stresshormonen und verursacht Heißhunger.
- reduzierter Kohlenhydratanteil: Je älter du wirst, desto weniger Kohlenhydrate braucht dein Körper. Erhöhe dafür den Protein- und Fettanteil.
- Bewegung nach dem Essen: Gehst du nach dem Essen 10 bis 15 Minuten spazieren, steigt der Blutzuckerspiegel nicht so stark an und fällt in der Folge auch nicht so stark ab. Das ist eines der effektivsten Werkzeuge, um Blutzuckerschwankungen zu reduzieren.

PERIMENOPAUSE

In der Perimenopause, der Zeit ein bis zwei Jahre vor und nach der Menopause, bleibt der Eisprung häufig aus und das Progesteron sinkt weiter ab. Nun erreicht aber auch das Östrogen niedrige Werte und die Symptome werden nicht mehr nur von einer Östrogendominanz, sondern auch zunehmend von einem Östrogenmangel geprägt. Klassische Symptome der Perimenopause sind:

- stärkere oder längere Perioden als sonst
- kürzere Zyklen (kürzer als 25 Tage)
- neuerdings geschwollene oder verhärtete Brüste
- nächtliches Aufwachen
- verstärkte Menstruationskrämpfe
- nächtliches Schwitzen (vor allem vor dem Einsetzen der Blutung)
- neu wahrgenommene Stimmungsschwankungen
- neu auftretende oder verstärkte Kopfschmerzen (Migräne)
- Gewichtszunahme
- Veränderungen bei der Ernährung oder bei sportlicher Betätigung

Zudem werden die Schleimhäute im Genitalbereich trockener und dünner und es können Blasenschwäche sowie aufsteigende Harnwegsinfektionen hinzukommen, da sich auch die Schleimhaut der Harnwege langsam zurückbildet.

POSTMENOPAUSE

Die Übergangsphase zwischen hormonell turbulenten Wechseljahren und dem ruhigeren Senium kann zu verschiedenen Symptomen führen, wie Antriebslosigkeit, Konzentrationsschwäche, Schlaflosigkeit, Müdigkeit und Gedächtnisstörungen. Gleichzeitig lassen typische Beschwerden der Wechseljahre wie Hitzewallungen nach der letzten Monatsblutung nach. Symptome des Östrogenmangels wie beispielsweise trockene Schleimhäute, Verstopfung, Schlaflosigkeit, Kopfschmerzen, depressive Verstimmung und Osteoporose können weiterhin bestehen.

Tipp

Vermutlich kann einem Großteil der Wechseljahresbeschwerden in der Prämenopause vorgebeugt werden, wenn der Lebensstil (wie für die zweite Zyklushälfte empfohlen) optimiert wird, um einer Östrogendominanz entgegenzuwirken. Wie das genau funktioniert, findest du auf Seite 28 unter »Progesteron: die Hauptfigur der zweiten Zyklushälfte«.

Um die Symptome eines postmenopausalen Östrogenmangels zu reduzieren, kannst du nach sorgfältiger ärztlicher Beratung mit einer Kosten-Nutzen-Abwägung eine Hormonersatztherapie in möglichst niedriger Dosierung in Erwägung ziehen. Es dürfte eine besonders effiziente Wirkung bei einem frühen Start der Hormoneinnahme geben. So kann möglicherweise die Dosis gering gehalten werden. Eine reine Östrogeneinnahme wird nicht empfohlen, da das Risiko für Krebs der Gebärmutterschleimhaut dadurch erhöht wird. Östrogen wird deshalb häufig in Kombination mit einem Gestagen gegeben. Nur bei Frauen, denen die Gebärmutter entfernt wurde, kommt auch eine reine Östrogeneinnahme infrage. Bei vorangegangenen Brustkrebserkrankungen sind Hormonersatztherapien generell nicht empfehlenswert. Aufgrund der Risiken einer Hormonbehandlung ist die Entscheidung sorgfältig abzuwägen. Für einzelne Symptome gibt es auch Möglichkeiten zur Lokalbehandlung mit Östrogen, wie beispielsweise bei vaginaler Trockenheit als Salbe. Außerdem können östrogenwirksame pflanzliche Präparate helfen. Gegen Osteoporose hilft Bewegung sowie ausreichend Kalzium- und Eiweißzufuhr. Außerdem kann es ratsam sein, den Vitamin-D-Spiegel testen zu lassen, um einen eventuellen Mangel gegebenenfalls ausgleichen zu können.

KONSEQUENZEN FÜR TRAINING UND ALLTAG

Insgesamt ist der Stoffwechsel ab der Menopause aufgrund des Östrogenmangels eher katabol, also abbauend, eingestellt. Sprich: Muskulatur wird schneller abgebaut. Um diesen Prozess zu verlangsamen oder aufzuhalten, sind drei Punkte entscheidend:

1. Krafttraining und intensives Ausdauertraining: Der Fokus sollte statt auf Ausdauer vermehrt auf Muskelaufbau und einer Verbesserung der maximalen Sauerstoffaufnahme liegen. Geeignete Kräftigungszirkel und Trainingseinheiten findest du in Kapitel 5.
2. Ausreichend hohe Proteinzufuhr pro Tag: Von der WHO werden 0,8 Gramm Protein pro Kilogramm Körpergewicht empfohlen. Mit steigendem Trainingsumfang erhöht sich der Bedarf.
3. Gute Verpflegung im Ausdauertraining: Gehen deinem Körper die Kohlenhydrate aus, so baut er Muskeln ab – das kannst du vermeiden, indem du dich im Ausdauertraining ausreichend mit Kohlenhydraten versorgst.

Tipp

Um übermäßigem Muskelabbau vorzubeugen, empfehlen wir bei WAY TO WIN gerade Frauen, die einen aktiven Alltag haben und zwei bis drei Trainingseinheiten pro Woche absolvieren, die Menge der Proteine deutlich zu erhöhen. Ein Richtwert von 1,3 Gramm pro Kilogramm Körpergewicht ist hier das Mindestmaß. Zudem empfehlen wir – auch hier – eine Verpflegung mit Kohlenhydraten im Training von 30 Gramm pro Stunde für lockeres Grundlagentraining und 50 bis 60 Gramm pro Stunde für intensives Intervalltraining.

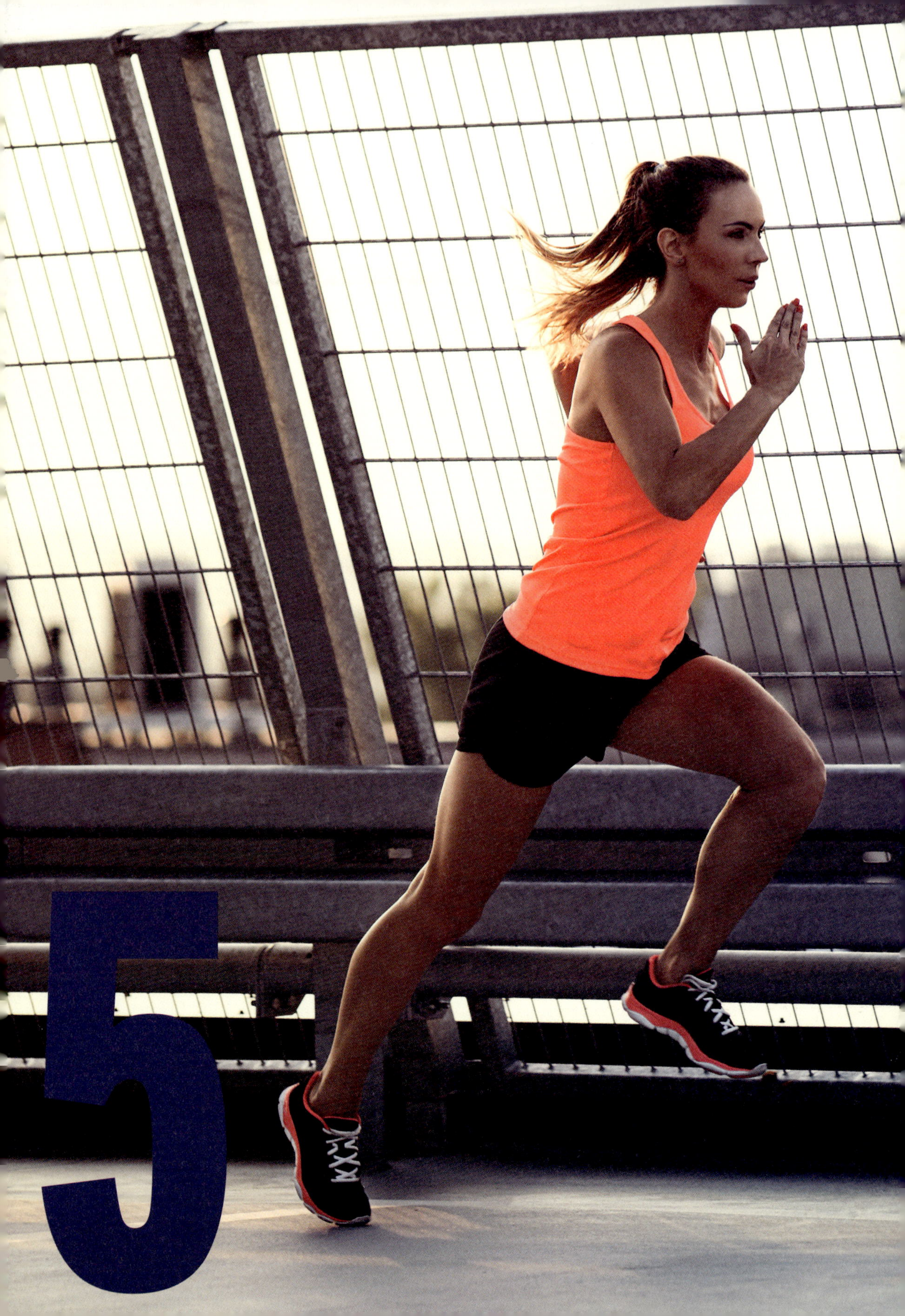

5

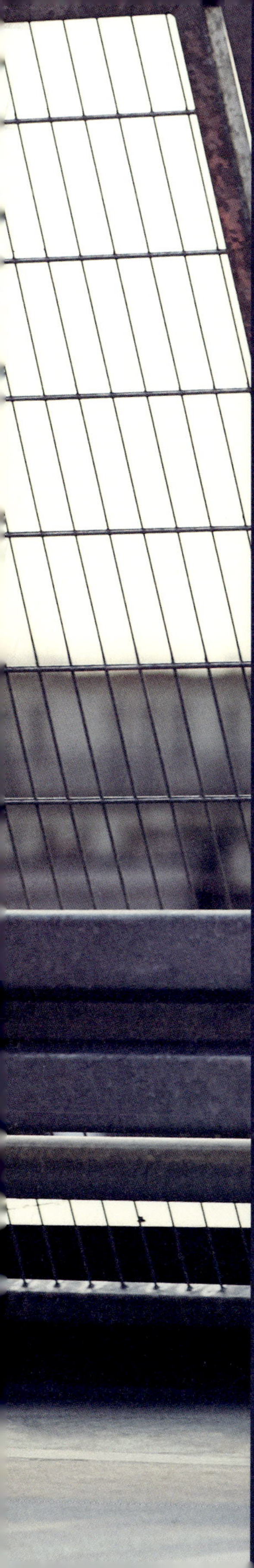

Von der Theorie zur Praxis

In diesem Kapitel findest du alles zur praktischen Umsetzung all dessen, was ich dir bislang beschrieben habe. Ich habe dir bereits einige praktische Tipps gegeben – aber hier in diesem Kapitel machen wir uns an genaue Trainingspläne und ich gebe dir einige meiner Lieblingsrezepte mit auf den Weg in deine Balance.

TRAININGSPLÄNE FÜR JEDES FITNESSLEVEL

Hier folgen gleich genaue Angaben zur optimalen Belastung und passenden Verpflegung im Ausdauersport. Für alle Sportlerinnen, die ihre Trainingsbereiche noch nicht kennen, gibt es eine Erklärung mit Selbsttest. Und vor allem findest du hier konkrete Trainingspläne für jedes Fitnesslevel je nach Zyklushälfte für

- Radtraining
- Lauftraining
- Funktionelles Training
- Krafttraining

Die Trainingsbereiche im Ausdauersport beziehen sich auf verschiedene Intensitätsbereiche, in denen das Training gestaltet wird, um spezifische physiologische und leistungsbasierte Ziele zu erreichen. Indem das Training in verschiedenen Intensitätsstufen durchgeführt wird, können physiologische Anpassungen gefördert werden, die zu einer ganzheitlichen Leistungssteigerung führen.

Durch Leistungstests und eine genaue Analyse der physiologischen Reaktionen wie Puls, Laktatwerte und Atemgase können die individuellen Trainingsbereiche ermittelt werden. Dies ermöglicht eine maßgeschneiderte Trainingsgestaltung, die auf die individuellen Stärken, Schwächen und Ziele hin optimiert ist.

Damit du dein Training gezielt steuern kannst, ist es wichtig, deine Trainingsbereiche zu kennen. Als Anhaltspunkt findest du hier eine Tabelle, mit deren Hilfe du deine individuellen Trainingsbereiche errechnen kannst. Die Trainingsbereiche erkläre ich dir auf den folgenden Seiten.

Damit du weißt, mit welcher Intensität du trainierst, solltest du deine maximale Herzfrequenz bestimmen. Von dieser ausgehend kannst du die für dich passenden Trainingsbereiche berechnen und damit die Belastung steuern. Um noch gezielter vorzugehen, ist es von Vorteil, deine individuellen Trainingsbereiche in einer Leistungsdiagnostik bestimmen zu lassen.

Bevor wir zu den eigentlichen Trainingsplänen kommen, ein paar Grundlageninfos und der wesentliche Selbsttest.

Tipp

Bevor du intensive Trainingseinheiten durchführst, empfehle ich eine Untersuchung beim Arzt. Dazu kannst du beispielsweise zu einem Sportmediziner gehen, wobei auch einige Hausärzte und Kardiologen entsprechende Untersuchungen anbieten. Wenn du aus gesundheitlicher Sicht grünes Licht bekommen hast, kannst du mit den Einheiten in diesem Kapitel loslegen!

SELBSTTEST: BESTIMMUNG DER MAXIMALEN HERZFREQUENZ

Wenn du keine Möglichkeit einer Leistungsdiagnostik hast und sportlich belastbar bist, kannst du die maximale Herzfrequenz auch im Selbsttest ermitteln. Du brauchst dafür lediglich eine Sportuhr, die deinen Puls messen kann. Wir empfehlen eine Herzfrequenzmessung über einen Brustgurt, da die Messung am Handgelenk vor allem in höheren Intensitätsbereichen sehr fehleranfällig sein kann. Die maximale Herzfrequenz (HFmax) ist der Herzfrequenzwert, den ein Mensch unter größtmöglicher körperlicher Anstrengung erreichen kann. Gemessen wird sie in Schlägen pro Minute (*beats per minute*, bpm). Der Maximalpuls hängt maßgeblich vom Alter und vom persönlichen Fitnesszustand ab und ist deshalb auch individuell sehr verschieden.

Selbsttest auf dem Rad

Die ersten 30 Minuten werden locker im Grundlagenbereich trainiert – als Warm-up. Dann suchst du dir einen kleinen Anstieg und führst drei Steigerungen von je vier Minuten durch, um dich bis zur maximalen Belastung zu steigern. Die erste Steigerung ist noch ein angenehmes Tempo, bei der zweiten Steigerung solltest du schon fast außer Atem kommen und die dritte Steigerung heißt: Vollgas!

Bei der Endstufe ist es extrem wichtig, dass du komplett durchziehst, um deine maximale Herzfrequenz zu erreichen. Danach machst du einen lockeren Cooldown für 15 bis 20 Minuten. Nach dem Test kannst du dann deine höchste gemessene Herzfrequenz als maximale Herzfrequenz nehmen.

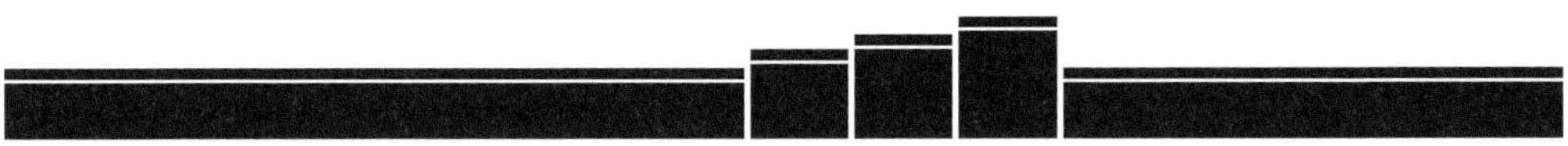

Beispielhaftes Wattprofil aus dem Selbsttest – eine »stufenförmige« Steigerung

Selbsttest beim Laufen

Beachte dabei, dass die maximale Herzfrequenz beim Laufen nicht identisch mit der beim Radfahren ist. Du kannst beim Laufen ungefähr zehn Schläge mehr rechnen. Wenn du es noch genauer wissen möchtest, kannst du einen vom Prinzip her gleichen Selbsttest wie beim Radfahren anwenden. Die Zeit variiert jedoch: 15 Minuten locker einlaufen, dreimal drei Minuten steigern, zehn Minuten auslaufen.

DEINE TRAININGSBEREICHE

In der folgenden Tabelle siehst du, wie du nun anhand deiner maximalen Herzfrequenz die Herzfrequenzen deiner Trainingsbereiche berechnen kannst:

Trainingsbereiche	Prozent der maximalen Herzfrequenz
lockere Grundlage (GA 1)	60 bis 70 Prozent
Grundlage (GA 1/2)	64 bis 73 Prozent
intensive Grundlage (GA 2)	70 bis 79 Prozent
Sweet Spot	80 bis 90 Prozent
$V(O_2)_{max}$	95 bis 100 Prozent

Grundlage (GA 1, 1/2, 2)

Im Grundlagenausdauertraining arbeiten wir vorwiegend im Bereich des aeroben Energiestoffwechsels. Die Energie wird dabei vor allem aus Fetten bezogen. Allerdings ist selbst im Grundlagenbereich der Kohlenhydratverbrauch schon relativ hoch, weshalb auch dort auf eine regelmäßige Kohlenhydratzufuhr geachtet werden sollte. Mit einem umfangreichen Grundlagenausdauertraining in den verschiedenen Bereichen wird die Basis für sportliche Leistungsfähigkeit geschaffen. In diesem Bereich ist die Atmung locker und man kann sich gut unterhalten.

Dabei ist Grundlage GA 1/2 der Bereich, in dem du generell dein Grundlagentraining absolvieren kannst. Grundlage 1 ist der Bereich, der sich als lockeres Grundlagentraining für lange Läufe oder zwischen Intervallen anbietet. Grundlage 2 ist ein intensiver Grundlagenlauf, der sich in Form von Intervallen anbietet.

Sweet Spot, Entwicklungsbereich und $V(O_2)_{max}$

Der Sweet Spot liegt etwa fünf bis zehn Prozent unterhalb der Schwelle. Hier wird die Energie neben den Fetten bereits zu einem Großteil aus Kohlenhydraten gewonnen. Die Intensität wird deutlich stärker, eine Unterhaltung während der Aktivität ist schwierig.

Beim Entwicklungsbereich EB sprechen wir vom Training an der sogenannten Schwelle, das heißt, die Energie wird nahezu ausschließlich aus Kohlenhydraten bezogen. Bei einem Training in diesem Bereich fällt die Atmung schon schwer, Sprechen wird fast unmöglich. $V(O_2)_{max}$ ist die maximale Sauerstoffaufnahme und stellt das Bruttokriterium für die allgemeine Ausdauerleistung dar. Ein Training im Bereich der $V(O_2)_{max}$ ist extrem fordernd. Die Intensität kann nur über eine kurze Zeit von ungefähr vier Minuten aufrechterhalten werden und das Atmen fällt sehr schwer.

VERPFLEGUNG IM TRAINING

Hier wieder das mir so wichtige Thema. Die Academy of Nutrition and Dietetics (AND), die Dietitians of Canada (DC) und das American College of Sports Medicine (ACSM) empfehlen bei moderatem Sport (eine Stunde am Tag) fünf bis sieben Gramm Kohlenhydrate pro Kilogramm Körpergewicht pro Tag (g/kg/Tag), während bei mäßiger bis hoher Trainingsintensität (ein bis drei Stunden am Tag) sechs bis zehn g/kg/Tag empfohlen werden. Leistungsorientierte Ausdauersportlerinnen (vier bis fünf Stunden moderates bis hochintensives Training täglich) können bis zu acht bis zwölf Gramm pro Kilogramm pro Tag benötigen.[18]

Meine persönliche Erfahrung dabei kennst du mittlerweile: Es kommt nicht nur auf eine ausreichende Gesamtmenge an Kohlenhydraten an, sondern besonders auf das Timing. Das heißt: Verpflegung im Training.

Pauschale Angaben sind ohne vorangegangene Leistungsdiagnostik immer etwas ungenau, aber ich möchte hier Größenordnungen für die Verpflegung im Training angeben, mit denen wir sehr gute Erfahrungen bei unseren Klientinnen gemacht haben:

Für Frauen, die keine sekundäre Amenorrhoe haben, gilt als Mindestverpflegung in lockerem Training: 20 Gramm Kohlenhydrate pro Stunde. Wenn du mehr als fünf Stunden pro Woche trainierst, solltest du 30 Gramm Kohlenhydrate pro Stunde aufnehmen. Für jede weitere Trainingsstunde am Stück: +10 Gramm.

Beispiel für die Grundverpflegung:

- Stunde 1: 20 Gramm
- Stunde 2: 30 Gramm
- Stunde 3: 40 Gramm
- Stunde 4: 50 Gramm

Bei einem intensivem Training empfehle ich 50 bis 60 Gramm Kohlenhydrate pro Stunde und einen Proteinshake mit 20 Gramm Protein im Anschluss. Je nach Kohlenhydratquelle kannst du auch mehr pro Stunde aufnehmen. Dann musst du jedoch auf die Inhaltsstoffe der Kohlenhydratquelle achten, um keine Verdauungsbeschwerden zu bekommen. Frauen, die gerade versuchen, ihre ausbleibende Periode zurückzubekommen, die stillen oder schwanger sind, empfehle ich, 20 bis 30 Gramm pro Stunde zusätzlich zuzuführen.

Nicht nur Zufuhr, auch Aufnahme ist wichtig

Im Leistungssport messen wir mittels Leistungsdiagnostik die Trainingsbereiche, die maximale Sauerstoffaufnahme und die maximale Laktatbildungsrate. Daraus können wir exakt berechnen, wie viele Kohlenhydrate jemand in einer Trainingseinheit verbraucht. Dabei ist das Ziel, die Kohlenhydratspeicher je nach

Trainingsziel mehr oder weniger zu entleeren und somit den Trainingsreiz noch spezifischer zu dosieren. Für dieses Vorgehen brauchst du jedoch einen erfahrenen Coach an deiner Seite, der täglich deine Trainingsdaten sowie deine Erholungswerte prüft, um keinen gesundheitlichen Schaden zu riskieren.

Die unter Belastung maximal mögliche Kohlenhydrataufnahme liegt bei Sportlern, die das speziell trainiert haben, bei ungefähr 120 Gramm pro Stunde. Das funktioniert über eine gezielte Kombination verschiedener Kohlenhydratarten miteinander: Glukose- und Fruktosequellen, sodass diese Bausteine über verschiedene Transporter im Darm aufgenommen werden und dadurch die aufgenommene Gesamtmenge erhöht werden kann.

Train the gut heißt, dass Sportler, die regelmäßig trainieren, hohe Mengen an Kohlenhydraten aufzunehmen, die maximale Aufnahmegrenze nach oben verschieben können. Jemand, der das nicht trainiert hat und gerade mit der Verpflegung im Training beginnt, ist bei maximal 50 bis 60 Gramm Kohlenhydraten höchstwahrscheinlich in der Lage, einen Großteil davon auch wirklich aufzunehmen.

Tipp

Ein geeignetes Sportgetränk für eine Stunde Training besteht aus 20 bis 60 Gramm einer geeigneten Kohlenhydratquelle auf Glukosebasis, die du als Pulver in deine Trinkflasche geben kannst. Infrage kommen Maltodextrin, Vitargo, Amylopektin. Im Leistungssport kann das in entsprechenden Pulvermischungen mit Fruktose kombiniert werden, wenn keine Fruktoseunverträglichkeit vorliegt.

Es gibt auch Kohlenhydratgels mit sämtlichen Zusammensetzungen der Kohlenhydratquellen, die du zum Wasser trinken kannst. Achte bei der Auswahl deiner Kohlenhydratquelle immer darauf, dass keine Süßungsmittel enthalten sind.

RADTRAINING

Den Anfang macht wieder das Radtraining. Die Pläne hier und im weiteren Verlauf sind so ausgelegt, dass sie sich am weiblichen Zyklus orientieren und du mit statt gegen deinen Körper sportlich aktiv bist.

Radtraining für Einsteigerinnen

Beim Radtraining ist es besonders wichtig, dass das Fahrrad passend auf dich eingestellt ist. Im Radladen bekommst du oftmals schon erste Hilfestellung. Wenn du bereits körperliche Sollbruchstellen hast, wie schmerzende Knie, Rückenschmerzen oder Gelenkersatz, ist es besonders wichtig, dass das Rad wirklich passt. Hier empfiehlt es sich, frühzeitig ein professionelles Bikefitting durchführen zu lassen, um Überlastungssymptomen vorzubeugen.

Wenn es dann ans Training geht, wirst du merken, dass besonders der Fahrtwind ungewohnt ist – die passende Kleidung spielt also eine deutlich größere Rolle als beispielsweise beim Laufen. Hier ist es ratsam, den Zwiebellook zu nutzen: mehrere dünne Schichten statt eine dicke Schicht Kleidung. Wichtig ist hierbei die Windstoppfunktion, besonders bei Westen, Handschuhen und Stirnbändern. Funktionale Kleidung sollte atmungsaktiv sein, um den Schweiß gut abzutransportieren, denn: Wer lange nass ist, wird durch den Fahrtwind leichter krank.

Tipp

Dünne Überschuhe können ein absoluter Gamechanger sein, denn: Nasse Füße im Wind kühlen schnell aus und wenn die Füße frieren, friert auch der Körper schneller. Es gilt: Oberkörper, Füße, Hände und Kopf müssen warm sein. Den Temperaturausgleich macht man idealerweise an den Armen und Beinen.

Es empfiehlt sich, immer eine dünne Windstopperjacke dabei zu haben. Als Daumenregel gilt: Unter 20 Grad trägt man besser lange Kleidung, über 20 Grad kann man je nach Wetter in Erwägung ziehen, mit kurzer Hose zu fahren. Im Training selbst geht es darum, nicht zu schnell zu fahren, denn die meisten Einsteiger fahren zu schnell los. Das ermüdet stark und bringt verhältnismäßig wenig Trainingseffekt. Ich empfehle eine Trittfrequenz von 80 bis 95 Umdrehungen pro Minute (rpm). Am Berg kannst du auch etwas weniger fahren, aber viele Einsteiger schalten zu wenig und fahren an Anstiegen eine zu geringe Trittfrequenz. Je niedriger die Trittfrequenz, desto schneller sind die Kohlenhydratspeicher leer.

Ein weiterer Punkt, an dem viele Einsteiger unschöne Erfahrungen machen: bremsen. Es ist wichtig, beide Bremsen zu nutzen. Viele bremsen nur mit der Vorderbremse, weil sie physikalisch gesehen besser wirkt. Das kann aber fatal enden, wenn das Vorderrad blockiert und das Hinterrad Schwung hat: Dann steigt man über den Lenker ab. Nicht selten endet das in gefährlichen Verletzungen des Kopfes. Verpflegung ist nicht nur bergauf wichtig, sondern besonders vor Abfahrten. Andernfalls lässt die Konzentration nach und es passieren mehr Unfälle. Zu guter Letzt sollte man immer ein Pannenset aus Luftpumpe und Ersatzschlauch mitnehmen, denn wer einen platten Reifen hat, schiebt sonst zurück.

Training 1: GA1 mit GA2-Intervallen

1. 25 Minuten GA1
2. 3-mal 10 Minuten GA2 mit jeweils 5 Minuten aktiver Pause (GA1)
3. 20 Minuten GA1

Dauer: etwa 90 Minuten ● Verpflegung: 30 Gramm Kohlenhydrate

So könnte ein Wattprofil von Training 1 aussehen.

Training 2: GA1 mit Sweet-Spot-Intervallen

1. 30 Minuten GA1
2. 3-mal 3 Minuten Sweet Spot mit jeweils 4 Minuten Pause
3. 14 Minuten GA1
4. 3-mal 3 Minuten Sweet Spot mit jeweils 4 Minuten Pause
5. 26 Minuten GA 1

Dauer: etwa 120 Minuten ○ Verpflegung: 35 Gramm Kohlenhydrate pro Stunde

So könnte ein Wattprofil von Training 2 aussehen.

Training 3: GA1 mit $V(O_2)_{max}$-Intervallen

1. 15 Minuten GA1
2. 3-mal: 30 Sekunden $V(O_2)_{max}$ und 1 Minute GA1
3. 20 Minuten GA1
4. 3-mal: 30 Sekunden $V(O_2)_{max}$ und 1 Minute GA1
5. 28 Minuten GA1

Dauer: etwa 70 Minuten ○ Verpflegung: 50 Gramm Kohlenhydrate pro Stunde

So könnte ein Wattprofil von Training 3 aussehen.

4-Wochen-Trainingsplan für Einsteigerinnen

Dein Trainingsplan auf dem Rad ◦ Erste Zyklushälfte, Woche 1	
Montag	Ruhetag
Dienstag	Training 1: GA1 mit GA2-Intervallen
Mittwoch	Ruhetag
Donnerstag	Training 2: GA1 mit Sweet-Spot-Intervallen
Freitag	Ruhetag
Samstag	Ruhetag
Sonntag	Training 3: GA1 mit $V(O_2)_{max}$-Intervallen

Dein Trainingsplan auf dem Rad ◦ Erste Zyklushälfte, Woche 2	
Montag	Ruhetag
Dienstag	Training 3: GA1 mit $V(O_2)_{max}$-Intervallen
Mittwoch	Ruhetag
Donnerstag	Training 1: GA1 mit GA2-Intervallen
Freitag	Ruhetag
Samstag	Ruhetag
Sonntag	Training 3: GA1 mit $V(O_2)_{max}$-Intervallen

Dein Trainingsplan auf dem Rad ○ Zweite Zyklushälfte, Woche 1	
Montag	Ruhetag
Dienstag	Training 2: GA1 mit Sweet-Spot-Intervallen
Mittwoch	Ruhetag
Donnerstag	Training 1: GA1 mit GA2-Intervallen
Freitag	Ruhetag
Samstag	Ruhetag
Sonntag	Training 1: GA1 mit GA2-Intervallen

Dein Trainingsplan auf dem Rad ○ Zweite Zyklushälfte, Woche 2	
Montag	Ruhetag
Dienstag	Training 2: GA1 mit Sweet-Spot-Intervallen
Mittwoch	Ruhetag
Donnerstag	Training 1: GA1 mit GA2-Intervallen
Freitag	Ruhetag
Samstag	Ruhetag
Sonntag	Lockere Grundlagenausfahrt nach Gefühl

Radtraining für Fortgeschrittene

Generell ist es wichtig zu verstehen: Je fortgeschrittener jemand ist, desto individueller sollte der Trainingsplan gestaltet werden. Die Vorlage hier dient lediglich der Veranschaulichung, wie so ein Plan aussehen könnte. Keinesfalls ersetzt dieser Plan eine professionelle Trainingsplanung, in der die Saisonalität, Wettkämpfe, die physiologische Ausgangslage, insbesondere der maximalen Laktatbildungsrate und der maximalen Sauerstoffaufnahme, berücksichtigt werden.

Training 1: GA1 mit GA2-Intervallen

1. 25 Minuten GA1
2. 3-mal 20 Minuten GA2 mit jeweils 5 Minuten aktiver Pause (GA1)
3. 20 Minuten GA1

Dauer: etwa 120 Minuten • Verpflegung: 45 Gramm Kohlenhydrate

So könnte ein Wattprofil von Training 1 aussehen.

Training 2: GA1/2 mit Sweet-Spot-Intervallen

1. 20 Minuten GA1/2
2. 3-mal 15 Minuten Sweet Spot mit jeweils 20 Minuten aktiver Pause (GA1)

Dauer: etwa 125 Minuten • Verpflegung: 60 Gramm Kohlenhydrate pro Stunde

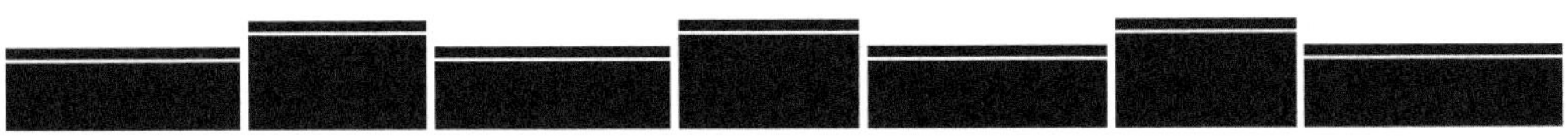

So könnte ein Wattprofil von Training 2 aussehen.

Training 3: GA1 mit $V(O_2)_{max}$-Intervallen

1. 15 Minuten GA1
2. 6-mal: 30 Sekunden $V(O_2)_{max}$ und 30 Sekunden GA1
3. 10 Minuten GA1
4. 6-mal: 30 Sekunden $V(O_2)_{max}$ und 30 Sekunden GA1
5. 10 Minuten GA1
6. 6-mal: 30 Sekunden $V(O_2)_{max}$ und 30 Sekunden GA1
7. 15 Minuten GA1

Dauer: etwa 60 Minuten • Verpflegung: 60 Gramm Kohlenhydrate pro Stunde

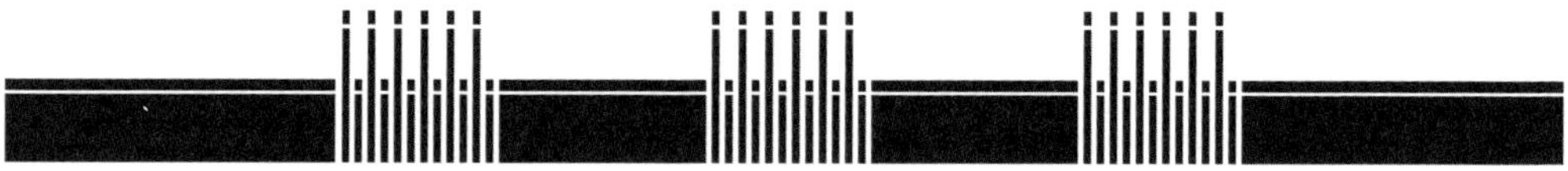

So könnte ein Wattprofil von Training 3 aussehen.

4-Wochen-Trainingspläne für Fortgeschrittene

Dein Trainingsplan auf dem Rad ∘ Erste Zyklushälfte, Woche 1	
Montag	Ruhetag
Dienstag	Training 2: GA1 mit Sweet-Spot-Intervallen
Mittwoch	Lockere Grundlagenausfahrt nach Gefühl
Donnerstag	Training 2: GA1 mit Sweet-Spot-Intervallen
Freitag	Ruhetag
Samstag	Lockere Grundlagenausfahrt nach Gefühl
Sonntag	Training 3: GA1 mit $V(O_2)_{max}$-Intervallen

Dein Trainingsplan auf dem Rad ∘ Erste Zyklushälfte, Woche 2	
Montag	Ruhetag
Dienstag	Training 3: GA1 mit $V(O_2)_{max}$-Intervallen
Mittwoch	Lockere Grundlagenausfahrt nach Gefühl
Donnerstag	Training 3: GA1 mit $V(O_2)_{max}$-Intervallen
Freitag	Ruhetag
Samstag	Lockere Grundlagenausfahrt nach Gefühl
Sonntag	Training 3: GA1 mit $V(O_2)_{max}$-Intervallen

Dein Trainingsplan auf dem Rad ∘ Zweite Zyklushälfte, Woche 1	
Montag	Ruhetag
Dienstag	Training 2: GA1 mit Sweet-Spot-Intervallen
Mittwoch	Lockere Grundlagenausfahrt nach Gefühl
Donnerstag	Training 1: GA1 mit GA2-Intervallen
Freitag	Ruhetag
Samstag	Lockere Grundlagenausfahrt nach Gefühl
Sonntag	Training 1: GA1 mit GA2-Intervallen

Dein Trainingsplan auf dem Rad ∘ Zweite Zyklushälfte, Woche 2	
Montag	Ruhetag
Dienstag	Training 2: GA1 mit Sweet-Spot-Intervallen
Mittwoch	Ruhetag
Donnerstag	Training 1: GA1 mit GA2-Intervallen
Freitag	Ruhetag
Samstag	Lockere Grundlagenausfahrt nach Gefühl
Sonntag	Lockere Grundlagenausfahrt nach Gefühl

LAUFTRAINING

Auch hier gibt es wieder Pläne für dich, die sich am weiblichen Zyklus orientieren. Zunächst für Anfängerinnen und dann für Fortgeschrittene. Optimale Ernährung nicht vergessen – und schon bleibst oder wirst du fit und kommst in Balance.

Lauftraining für Einsteigerinnen

Du möchtest richtig in die Sportart Laufen einsteigen? Das ist super, denn: Laufen ist einfach, zeitsparend, günstig und effektiv, um den Kalorienverbrauch so richtig anzukurbeln!

Aber: Von der Couch aufstehen und einfach mal loslaufen? Besser nicht. Die Laufbewegung ist für Einsteiger bereits in langsamem Tempo sehr anstrengend. Wenn du einfach losläufst, wirst du schnell sehr gefordert sein, nicht besonders weit kommen und die Motivation verlieren. »Langsam starten, konsequent weitermachen und langfristig schnell werden.« Das sagt Profiläufer und WAY-TO-WIN-Lauftrainer Tim Ramdane.

Du kannst sehr gut damit starten, regelmäßig zügig spazieren zu gehen. Die meisten unterschätzen den Effekt von Spaziergängen beim Laufeinstieg drastisch. Dabei ist genau das Gehen zusammen mit funktionellem Training für eine bessere Beinachsenstabilität und gesteigerte Beweglichkeit der wichtigste Teil des gelungenen Einstiegs.

Wenn du schon regelmäßig spazieren gehst oder vergleichbar körperlich aktiv bist, kannst du direkt mit klassischen Wechseln zwischen leichtem Traben und Gehen beginnen. In den ersten Wochen kannst du beispielsweise immer im Wechsel eine Minute laufen und drei Minuten gehen und dabei langsam die

Gesamtdauer deiner Einheiten steigern. Wir empfehlen, dich bei einer Trainingsdauer von 40 bis 60 Minuten pro Trainingseinheit mit der vorsichtigen Steigerung von Spazieren zu Laufen-Geh-Wechseln bis zum lockeren Dauerlauf zu steigern.

Nicht nur Herz und Lungen müssen sich dabei an die Belastungen gewöhnen, sondern auch die Sehnen, Bänder, Knochen und Muskeln müssen langsam gestärkt werden. Wer zu schnell steigert, wird nicht nur einen fiesen Muskelkater bekommen, sondern riskiert auch, durch entzündete Sehnenansätze und andere Überlastungserscheinungen schnell wieder ausgebremst zu werden. Wir empfehlen, zu Beginn maximal drei Trainingseinheiten pro Woche einzuplanen.

In die erste Zyklushälfte haben wir gleich intensivere Einheiten eingebaut: Du wirst zügig spazieren und dabei zweimal zwei Bergsprints von je 30 Sekunden Dauer einbauen, dazwischen 60 Sekunden Pause. Außerdem sollte ein funktionelles Training erfolgen – dazu später die Details. Je mehr du trainierst, desto mehr darfst du dich mit funktionellem Training befassen.

Tipp

Den richtigen Laufschuh zu finden, solltest du einem Profi überlassen. Hier lohnt es sich, auf eine gute, individuelle Beratung statt auf das nächste Onlineschnäppchen zu setzen. Die Folgen von falschen Laufschuhen können dramatisch sein, von Schmerzen durch Fehlbelastungen bis hin zu bleibenden Schäden durch erhöhten Gelenkverschleiß. Je besser ein Schuh gedämpft ist, desto mehr Stoßbelastung nimmt er auf. Durch diese Dämpfung verlierst du jedoch das direkte Feedback deiner Lauftechnik. Es kann sinnvoll sein, einen etwas weniger gedämpften Schuh für gezieltes Lauftechniktraining und einen stärker gedämpften Schuh zum eigentlichen Lauftraining zu nutzen.

4-Wochen-Trainingsplan für Einsteigerinnen

Dein Trainingsplan fürs Laufen ∘ Erste Zyklushälfte, Woche 1	
Montag	20 Min. locker spazieren
Dienstag	40 Min. zügig spazieren (Steigerung: Lauf-Geh-Wechsel)
Mittwoch	20 Min. locker spazieren
Donnerstag	30 Min. zügig spazieren mit 2-mal 2 Bergsprints (je 30 Sekunden, dazwischen 60 Sekunden Pause)
Freitag	20 Min. locker spazieren
Samstag	40 Min. zügig spazieren (Steigerung: Lauf-Geh-Wechsel)
Sonntag	Funktionelles Training zur Stärkung der Beinachse und der Rumpfmuskulatur

Dein Trainingsplan fürs Laufen ∘ Erste Zyklushälfte, Woche 2	
Montag	20 Min. locker spazieren
Dienstag	30 Min. zügig spazieren mit 2-mal 2 Bergsprints (je 30 Sekunden, dazwischen 60 Sekunden Pause)
Mittwoch	20 Min. locker spazieren
Donnerstag	40 Min. zügig spazieren (Steigerung: Lauf-Geh-Wechsel)
Freitag	20 Min. locker spazieren
Samstag	30 Min. zügig spazieren mit 2-mal 2 Bergsprints (je 30 Sekunden, dazwischen 60 Sekunden Pause)
Sonntag	Funktionelles Training zur Stärkung der Beinachse und der Rumpfmuskulatur

Dein Trainingsplan fürs Laufen ○ Zweite Zyklushälfte, Woche 3	
Montag	20 Min. locker spazieren
Dienstag	40 Min. zügig spazieren (Steigerung: Lauf-Geh-Wechsel)
Mittwoch	20 Min. locker spazieren
Donnerstag	optional: 40 Min. zügig spazieren (Steigerung: Lauf-Geh-Wechsel), sonst 20 Min. locker spazieren
Freitag	20 Min. locker spazieren
Samstag	60 Min. zügig spazieren (Steigerung: Lauf-Geh-Wechsel)
Sonntag	Funktionelles Training zur Stärkung der Beinachse und der Rumpfmuskulatur

Dein Trainingsplan fürs Laufen ○ Zweite Zyklushälfte, Woche 4	
Montag	20 Min. locker spazieren
Dienstag	40 Min. zügig spazieren (Steigerung: Lauf-Geh-Wechsel)
Mittwoch	20 Min. locker spazieren
Donnerstag	optional: 40 Min. zügig spazieren (Steigerung: Lauf-Geh-Wechsel), sonst 20 Min. locker spazieren
Freitag	20 Min. locker spazieren
Samstag	60 Min. locker spazieren nach Gefühl
Sonntag	Funktionelles Training zur Stärkung der Beinachse und der Rumpfmuskulatur

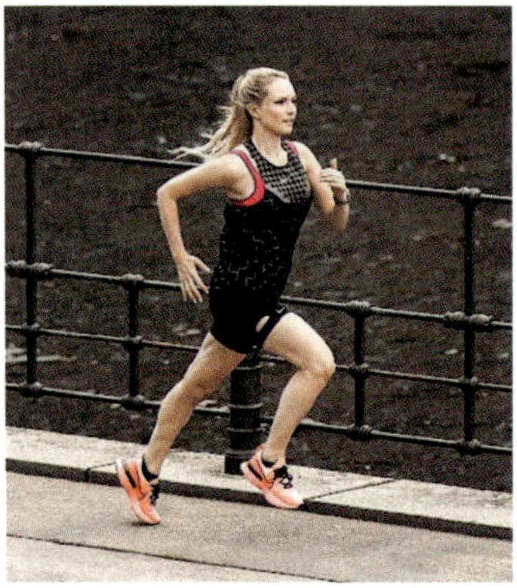

Unsere Social-Media-Managerin Marina beim Lauftraining.

In den folgenden Wochen kannst du vorsichtig die Laufanteile erhöhen, bis du bei drei Einheiten pro Woche mit 40 bis 60 Minuten Lauf bist, während dem du dich noch gut unterhalten kannst. Wenn du diesen Meilenstein erreicht hast, kannst du dir wirklich auf die Schulter klopfen, denn das schaffen die wenigsten Laufeinsteiger. Die meisten fangen zu schnell an oder steigern zu rasch und verlieren dann die Motivation oder werden durch Überlastungsprobleme ausgebremst.

Lauftraining für Fortgeschrittene

Sobald du zwei- bis dreimal pro Woche ohne Probleme 45 bis 60 Minuten am Stück entspannt (das heißt, du kannst dich unterhalten) joggen kannst, kannst du anfangen, etwas detaillierter zu trainieren. Du hast den Grundstein für weitere Ziele gelegt. Du kannst nun anfangen, in höheren Pulsbereichen zu trainieren und den Fokus auf längere oder schnellere Einheiten zu legen. Aber auch hier gilt: Wer langsamer fährt, kommt schneller ans Ziel.

Tipp

Mach Spaßeinheiten! Das sind Laufeinheiten, in denen du immer wieder nach Lust und Laune Tempowechsel vornimmst. Du läufst zum Beispiel 15 bis 20 Minuten im lockeren Bereich, dann mal eine Minute lang schneller, dann wieder fünf Minuten langsamer und so weiter. Diese Art von Wechseln kannst du fünf- bis zehnmal wiederholen. Eine solche Einheit kannst du bei drei Einheiten pro Woche einmal einbauen. Die restlichen Einheiten solltest du weiterhin locker laufen und langsam beginnen, die Dauer zu steigern.

In der ersten Zyklushälfte kannst du intensivere Einheiten laufen: Grundlage mit dreimal drei Bergsprints von je 30 Sekunden Dauer, dazwischen 60 Sekunden Pause. Es empfiehlt sich, die wöchentliche Trainingsdauer alle zwei Wochen um 30 bis 60 Minuten zu steigern. Hier gilt jedoch wie immer: auf den Körper hören.

4-Wochen-Trainingsplan für Fortgeschrittene

Dein Trainingsplan fürs Laufen ∘ Erste Zyklushälfte, Woche 1	
Montag	30 Min. locker spazieren
Dienstag	40 Min. Grundlage (GA1/2)
Mittwoch	30 Min. locker spazieren und funktionelles Training zur Stärkung der Beinachse und der Rumpfmuskulatur
Donnerstag	40 Min. Grundlage (GA 1/2) 3-mal 3 Bergsprints (je 30 Sekunden Dauer, dazwischen 60 Sekunden Pause)
Freitag	30 Min. locker spazieren
Samstag	60 Min. Grundlage (GA1/2)
Sonntag	30 Min. locker spazieren und funktionelles Training zur Stärkung der Beinachse und der Rumpfmuskulatur

Dein Trainingsplan fürs Laufen ◦ Erste Zyklushälfte, Woche 2	
Montag	30 Min. locker spazieren
Dienstag	40 Min. Grundlage (GA 1/2) 3-mal 3 Bergsprints (je 30 Sekunden Dauer, dazwischen 60 Sekunden Pause)
Mittwoch	30 Min. locker spazieren und funktionelles Training zur Stärkung der Beinachse und der Rumpfmuskulatur
Donnerstag	40 Min. Grundlage (GA 1/2) 3-mal 3 Bergsprints (je 30 Sekunden Dauer, dazwischen 60 Sekunden Pause)
Freitag	30 Min. locker spazieren
Samstag	90 Min. lockere Grundlage (GA1)
Sonntag	60 Min. locker spazieren und funktionelles Training zur Stärkung der Beinachse und der Rumpfmuskulatur

Dein Trainingsplan fürs Laufen ◦ Zweite Zyklushälfte, Woche 3	
Montag	30 Min. locker spazieren
Dienstag	60 Min. Lauf-Geh-Wechsel
Mittwoch	30 Min. locker spazieren und funktionelles Training zur Stärkung der Beinachse und der Rumpfmuskulatur
Donnerstag	60 Min. Lauf-Geh-Wechsel
Freitag	30 Min. locker spazieren
Samstag	90 Min. lockere Grundlage (GA1)
Sonntag	30 Min. locker spazieren und funktionelles Training zur Stärkung der Beinachse und der Rumpfmuskulatur

Dein Trainingsplan fürs Laufen ○ Zweite Zyklushälfte, Woche 4	
Montag	30 Min. locker spazieren
Dienstag	60 Min. Lauf-Geh-Wechsel
Mittwoch	30 Min. locker spazieren und funktionelles Training zur Stärkung der Beinachse und der Rumpfmuskulatur
Donnerstag	60 Min. Lauf-Geh-Wechsel
Freitag	30 Min. locker spazieren
Samstag	90 Min. zügig spazieren nach Gefühl
Sonntag	60 Min. locker spazieren und funktionelles Training zur Stärkung der Beinachse und der Rumpfmuskulatur

Zu Beginn geht es vorwiegend um die Bewegung an sich. Doch sobald du Intensitäten in deine Einheiten integrierst oder die Dauer über 60 Minuten steigerst, wird die richtige Verpflegung einer der entscheidenden Faktoren für Erfolg. Denn – du weißt es an dieser Stelle im Buch bereits – damit du dich auch bei intensiven Einheiten voll belasten kannst und dir bei langen Einheiten nicht die Energie ausgeht, brauchst du Kohlenhydrate. Die körpereigenen Kohlenhydratspeicher sind jedoch begrenzt. Hinzu kommt, dass Lauftraining mit vollem Magen meist mit Seitenstechen, Bauchschmerzen, Übelkeit oder Durchfall endet. Es gilt: nicht mit vollem Bauch und dennoch nicht ohne Kohlenhydrate! Und da kommt professionelle Sportnahrung ins Spiel. Für kurze Läufe empfehlen wir, in der Stunde vor dem Lauf bereits mehr Wasser mit etwas Salz zu trinken. So ist dein Körper ausreichend hydriert. Nun musst du dir nur noch ein Kohlenhydratgel mit etwa 30 Gramm Kohlenhydraten mitnehmen. Alternativ kannst du ein Kohlenhydratpulver für die Trinkflasche nutzen. Gute Kohlenhydratquellen sind hierfür Vitargo oder Maltodextrin – möglichst ohne Süßstoffe.

FUNKTIONELLES TRAINING

Funktionelles Training ist eine Trainingsmethode, die darauf abzielt, die Stabilität und Mobilität des Körpers zu verbessern. Im Gegensatz zu traditionellem Krafttraining, das oft auf isolierte Muskelgruppen abzielt, konzentriert sich funktionelles Training auf Bewegungsmuster, die im Alltag oder in sportlichen Aktivitäten häufig vorkommen.

Die Grundprinzipien des funktionellen Trainings umfassen:

- Ganzheitlichkeit: Übungen werden so gestaltet, dass sie mehrere Muskeln und Gelenke gleichzeitig beanspruchen, ähnlich wie natürliche Bewegungen im Alltag.
- Alltagsrelevanz: Funktionelles Training zielt darauf ab, die körperliche Leistungsfähigkeit für alltägliche Aktivitäten wie Heben, Bücken, Drehen und Balancieren zu verbessern.
- Core-Stärkung: Der Fokus liegt oft auf der Stärkung der Rumpfmuskulatur (Bauch-, Rücken- und Beckenbodenmuskulatur), da diese als zentrales Bindeglied für viele Bewegungen dient.
- Bewegungsvielfalt: Es werden verschiedene Übungen mit unterschiedlichen Geräten wie Kettlebells, Medizinbällen, TRX-Bändern und eigenem Körpergewicht durchgeführt.

Tipp

Bei WAY TO WIN teilen wir das funktionelle Training gern in zwei Bereiche auf: Mobilität und Stabilität. Mobilitätstraining eignet sich ideal für deine Abendroutine oder auch für die Cool-down-Phase nach dem Training. Vor einem Wettkampf solltest du mit intensivem Dehnen oder auch Massagen etwas vorsichtig sein, da sie die Wettkampfleistung mindern können.

- Balancetraining: Übungen zur Verbesserung der Balance und Koordination sind häufig Teil des funktionellen Trainings.
- Anpassbarkeit: Funktionelles Training kann an das Fitnessniveau und die individuellen Ziele angepasst werden.
- Verbindung von Stärke und Beweglichkeit: Es geht nicht nur um Kraft, sondern auch um die Fähigkeit, diese Kraft in funktionelle Bewegungen umzusetzen.
- Prävention von Verletzungen: Durch die Stärkung von Muskeln, die im Alltag oft vernachlässigt werden, kann funktionelles Training Verletzungsrisiken reduzieren.

Beispiele für funktionelle Übungen sind Kniebeugen, Ausfallschritte, Liegestütze, Planken, Seilklettern, Schubkarrengehen und verschiedene Variationen von Hocken, Heben und Schwingen mit Gewichten.

Funktionelles Training ist ein wertvoller Bestandteil jedes ganzheitlichen Trainingsplans, gleich ob du auf dem Rad, beim Lauf oder anderweitig trainierst. Es kann auch in der Rehabilitation nach Verletzungen oder bei bestimmten medizinischen Bedingungen eingesetzt werden. Bevor du mit einem neuen Trainingsprogramm, einschließlich funktionellem Training, beginnst, ist es ratsam, mit einem qualifizierten Trainer zu sprechen, um sicherzustellen, dass es zu deinen Zielen und deinem Gesundheitszustand passt. Das funktionelle Training kannst du unabhängig von deinem Zyklus durchführen. Du kannst es folgendermaßen in deine Woche integrieren:

- zwei- bis dreimal pro Woche nach dem Training den Mobilitätszirkel für daheim
- an jedem Bürotag ein bis zwei Wiederholungen des Mobilitätszirkels fürs Büro

Mobilitätszirkel für daheim

Hier findest du einen Mobilitätszirkel für daheim, wenn du etwas Ruhe hast. Er eignet sich hervorragend für Ausdauersportlerinnen zum Ausgleich.

Beginne mit der Bauchatmung im Liegen und führe dann jede weitere Übung mindestens 30 Sekunden lang durch. Hier geht es nicht um Geschwindigkeit. Wenn es dir guttut, bleib auch länger in der Position. Wichtig ist bei jeder Dehnung und Mobilisierung, sanft in die Dehnposition hineinzugehen. Atme entspannt über die Nase ein und wieder aus und versuche mit jedem Ausatmen, etwas mehr zu entspannen.

BAUCHATMUNG IM LIEGEN

1. Lege dich auf den Rücken und beuge die Knie etwas an, sodass die Füße flach auf dem Boden stehen. Lege deine Hände auf deinem Bauch.
2. Atme entspannt über die Nase in den Bauch hinein. Spüre, wie sich dein Bauch nach oben wölbt.
3. Atme über die Nase aus und spüre, wie der Bauch wieder flach wird.
4. Bleibe zwei bis drei Minuten liegen und konzentriere dich auf deinen Atem.

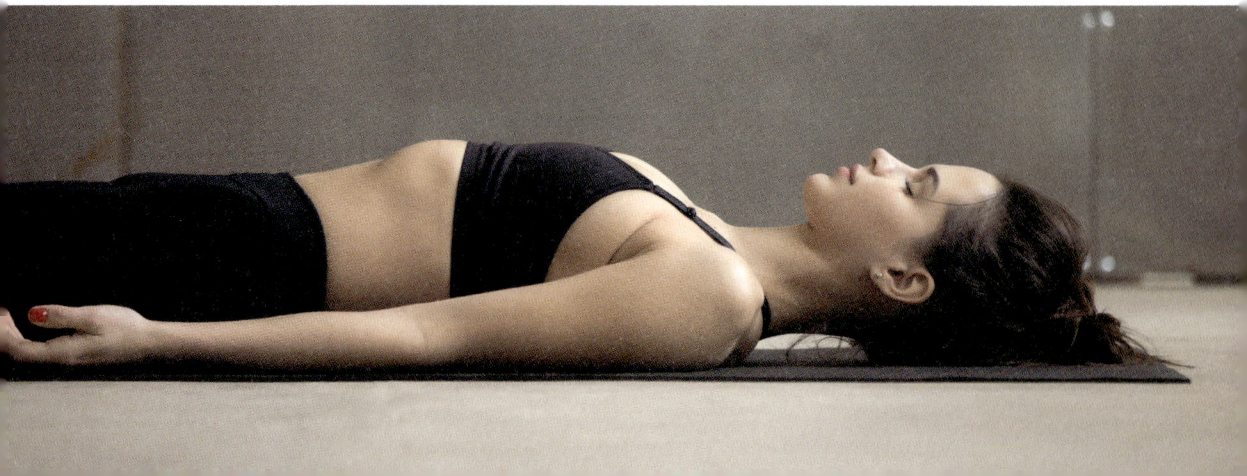

OBERSCHENKELDEHNUNG

m-vg.de/link/training_1/

1. Lege dich seitlich auf die Matte. Dein Körper bildet eine gerade Linie. Lege deinen Unterarm auf den Boden ab, dein Ellbogen befindet sich unter deiner Schulter.
2. Greife nun mit einer Hand dein Bein am Sprunggelenk und ziehe dabei deinen Fuß in Richtung Gesäß. Schiebe deine Hüfte dabei etwas nach vorne. So solltest du eine angenehme Dehnung in deinem Oberschenkel spüren.
3. Halte die Position für 30 Sekunden und wiederhole das Ganze auf der anderen Seite.

HÜFTBEUGERDEHNUNG

m-vg.de/link/training_2/

1. Starte in einem tiefen Ausfallschritt. Das vordere Knie befindet sich in einem 90-Grad-Winkel. Das hintere Bein liegt am Boden auf.
2. Kippe das Becken nun langsam nach vorne. Entweder streckst du deine Arme nach oben aus oder du legst deine Hände auf deine Hüften. Halte die Position für 30 Sekunden.
3. Anschließend die Dehnung mit dem anderen Bein wiederholen.

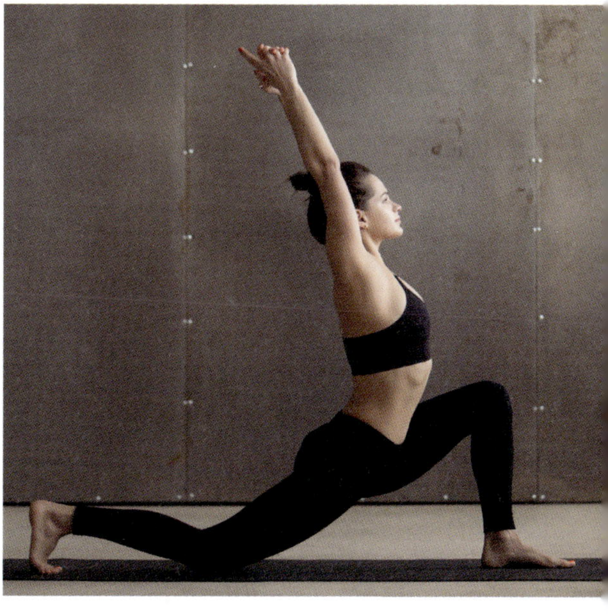

TAUBE

m-vg.de/link/training_3/

1. Starte im Vierfüßlerstand. Lege nun deinen rechten Unterschenkel auf dem Boden ab. Dabei drehst du dein Knie leicht nach außen. Dein linkes Bein streckst du gerade nach hinten und legst es auf den Boden ab.
2. Je nach Beweglichkeitsgrad lege entweder die Unterarme vor deinem rechten Bein auf den Boden ab oder stelle deine Hände neben deinem Bein am Boden auf. Versuche deinen Oberkörper soweit wie möglich nach vorne zu beugen.
3. Diese Position 30 Sekunden lang halten und anschließend die Seite wechseln.

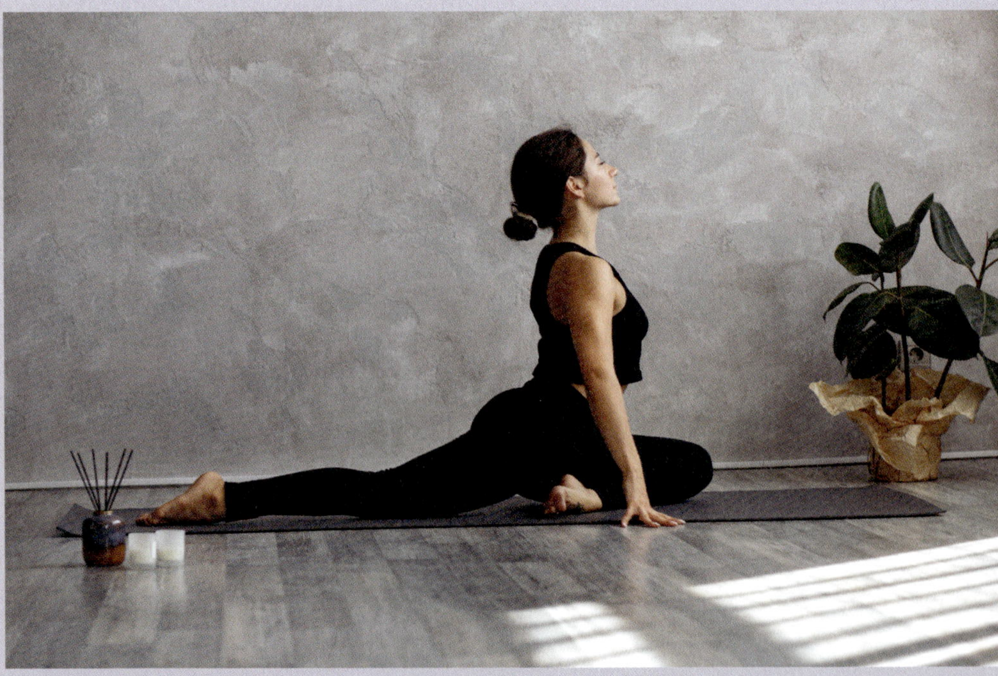

HERABSCHAUENDER HUND

m-vg.de/link/training_4/

1. Nimm einen hüftbreiten aufrechten Stand ein. Rolle anschließend deinen Oberkörper soweit nach vorne ab, bis deine Hände den Boden berühren.
2. Schiebe nun deinen Köperschwerpunkt weiter nach hinten und versuche deine Fersen in Richtung Boden zu drücken. Dein Rücken und Kopf bilden eine Linie. Deine Arme sind gestreckt, deine Beine können leicht gebeugt sein.

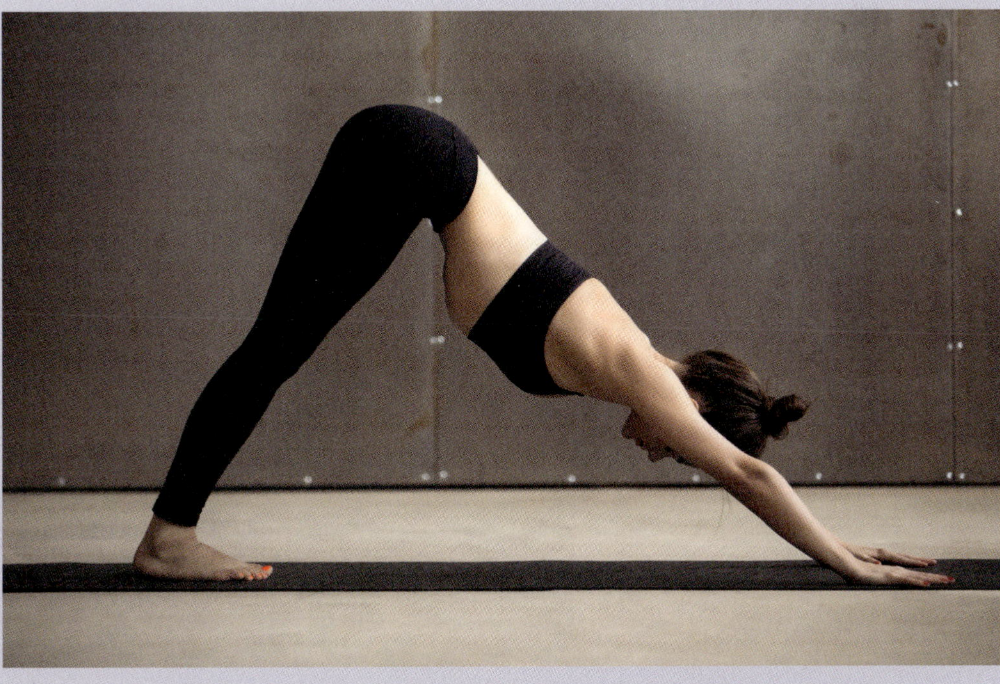

MOBILISIERUNG DER BRUSTWIRBELSÄULE

m-vg.de/link/training_5/

1. Lege dich auf den Rücken. Stelle deine Füße nun auf den Boden auf, deine Knie bilden ungefähr einen 90-Grad-Winkel. Lass deine Beine nun zur rechten Seite fallen und lege sie am Boden ab.
2. Strecke deinen rechten Arm zur Seite aus und lege deinen linken Arm darüber. Nun führe deinen linken Arm in einem Halbkreis über deinen Kopf und anschließend wieder zurück zum rechten Arm.
3. Nach 30 Sekunden die Übung auf der anderen Seite wiederholen.

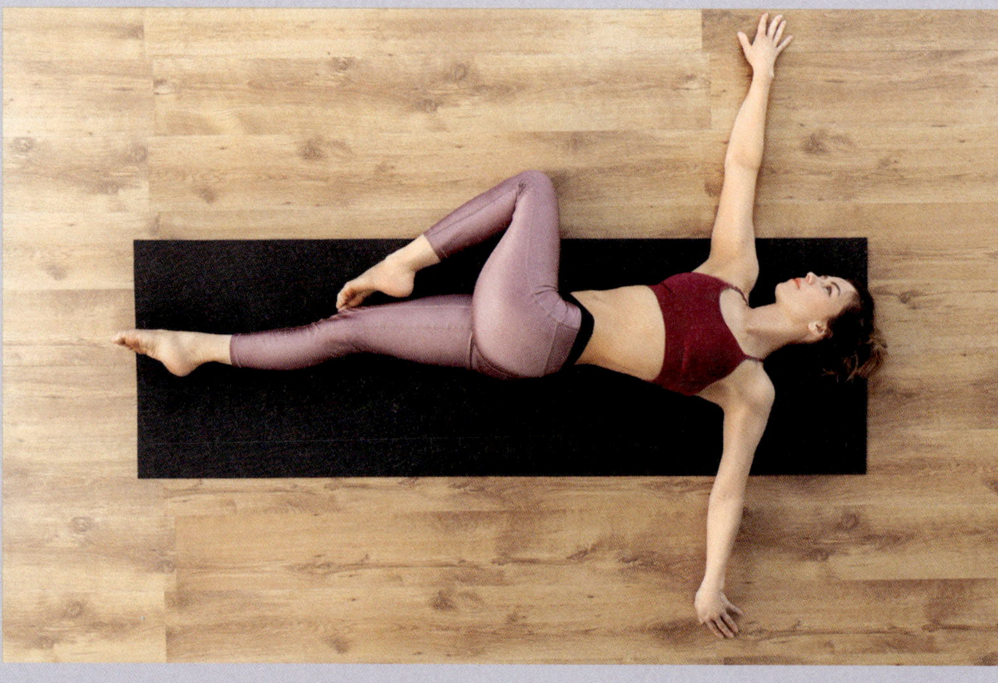

Mobilitätszirkel fürs Büro

Wenn du im Büro merkst, dass du verspannt bist, und die Möglichkeit einer kurzen Pause besteht, wird dir dein Körper die Bewegung nach stundenlangem Sitzen danken. Hier ein kleiner Mobilitätszirkel, den du täglich nutzen kannst:

ADDUKTORENDEHNUNG MIT ROTATION

1. Setze dich breitbeinig auf einen Stuhl. Dein linkes Bein ist im 90-Grad-Winkel zur Seite aufgestellt, dein rechtes Bein ist lang nach vorn ausgestreckt.
2. Beuge nun deinen Oberkörper nach vorne in Richtung deines ausgestreckten Beins.
3. Drehe dich nun zur rechten Seite auf und strecke deinen rechten Arm so weit es geht nach hinten und oben. 30 Sekunden halten und auf der anderen Seite wiederholen.

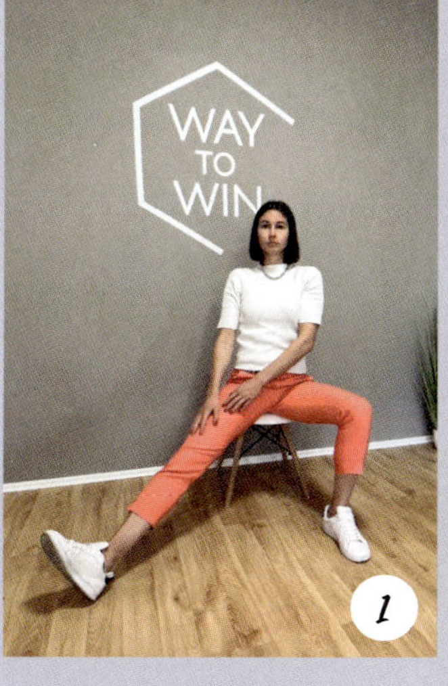

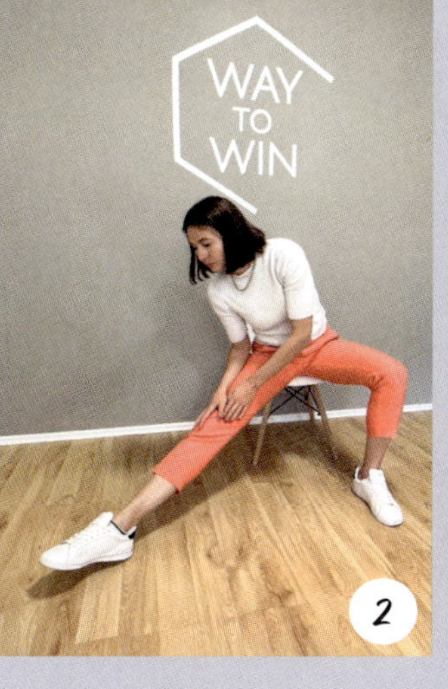

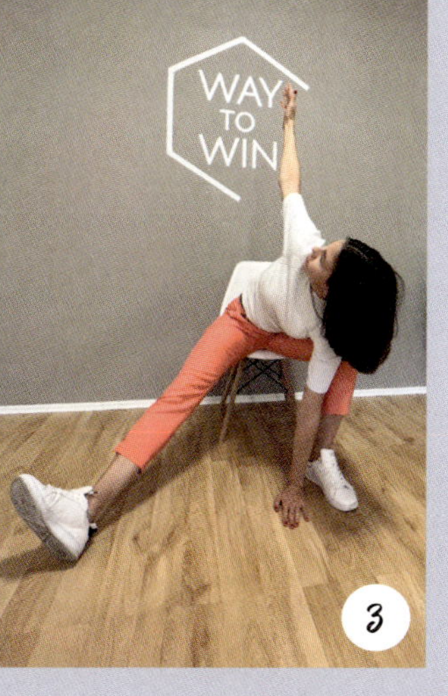

FIGURE-4-DEHNUNG

1. Nimm einen aufrechten Sitz auf einem Stuhl ein, deine Beine sind vor dir aufgestellt.
2. Lege nun dein rechtes Bein über deinen linken Oberschenkel.
3. Beuge deinen Oberkörper in Richtung deines rechten Knies. Halte die Position für 30 Sekunden und wiederhole sie anschließend auf der linken Seite.

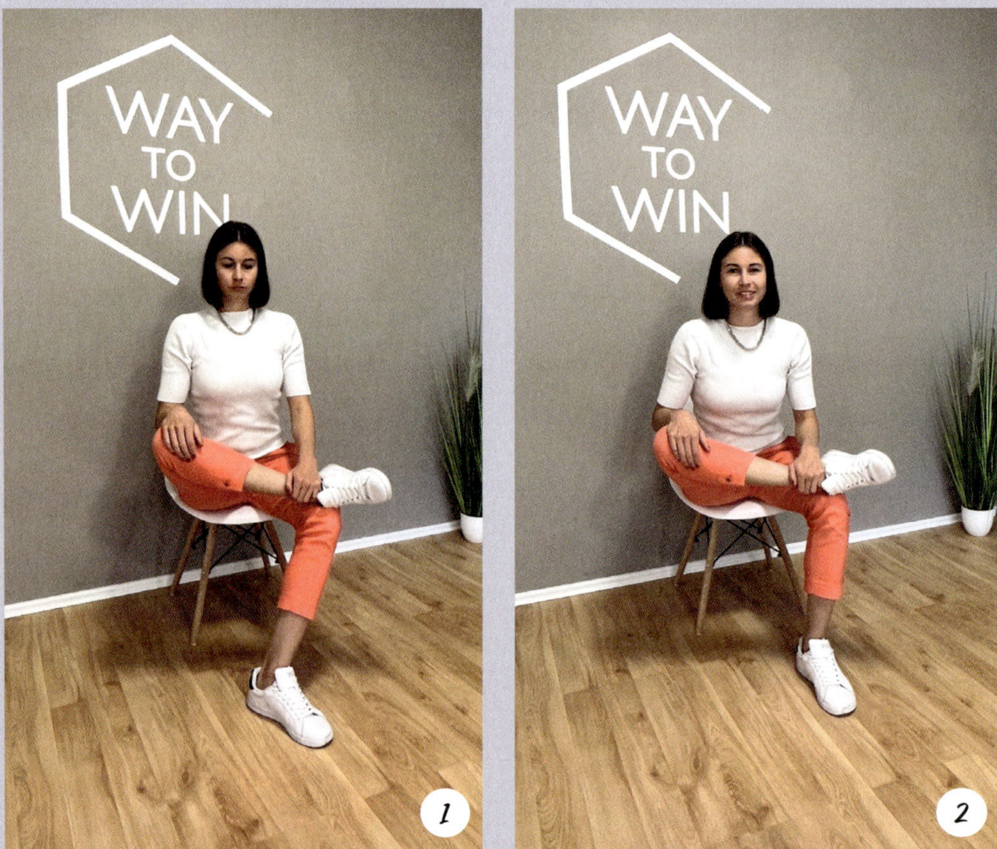

HÜFTBEUGERDEHNUNG

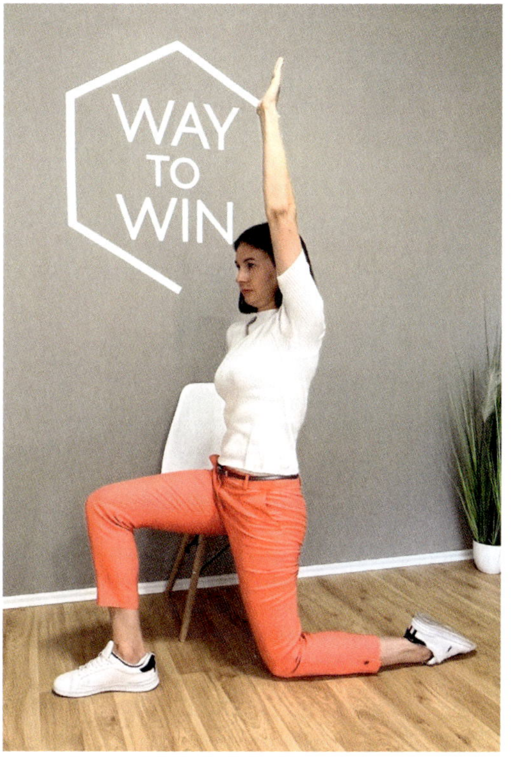

1. Nimm einen tiefen Ausfallschritt ein. Dein hinteres Knie liegt am Boden, deine Zehen sind aufgestellt. Dein vorderes Knie ist im 90-Grad-Winkel gebeugt über deinem Fußgelenk aufgerichtet.
2. Halte deinen Oberkörper gerade und schiebe nun deine Hüfte leicht nach vorne. Wenn du magst, kannst du deinen Arm nach oben strecken. Du solltest nun eine sanfte Dehnung wahrnehmen. Die Stellung 30 Sekunden halten und anschließend auf der anderen Seite wiederholen.

Krafttraining

Ein Krafttraining für die Stabilität kannst du immer machen. Du solltest dich dafür professionell beraten lassen. Ein erfahrener Trainer, der dich kennt, kann dich bei der Übungsausführung korrigieren und dir einen passenden Plan schreiben. Von pauschalen Krafttrainingsplänen ist abzuraten, da das Risiko, sich zu verletzen, viel zu hoch wäre. Ein guter Einstieg ist das funktionelle Training, denn: Je beweglicher und stabiler dein Körper ist, desto weniger Verletzungsrisiko hast du im Kraftsport.

ZYKLUSBASIERTE GERICHTE

Neben den 18 Gerichten, die dich auf den folgenden Seiten erwarten, möchte ich dir zu Beginn noch ein paar Tipps für kleine Snackattacken zwischen den Hauptmahlzeiten geben. Ich bin ein großer Fan von einfachen Ideen, da wir uns alle im Alltag häufig wenig Zeit fürs Essen nehmen:

- Proteinshake: So einfach es klingt, der Proteinshake ist mein absoluter Favorit. Wenn aus diversen Gründen zwei Hauptmahlzeiten zu weit auseinander liegen, kannst du mit einem Proteinshake den Hunger super stillen. Proteine sind der Nährstoff, der sättigt und keine direkte Auswirkung auf den Blutzuckerspiegel hat. Wichtig zu beachten: die Qualität des Proteinpulvers. Du kannst zwischen vielen verschiedenen Arten wählen. Whey Protein ist aufgrund seiner hohen biologischen Wertigkeit besonders zu empfehlen. Du solltest darauf achten, dass keine Süßungsmittel oder andere Zusätze (wie Farbstoffe) im Produkt enthalten sind. Fälschlicherweise wird häufig behauptet, dass man von Proteinpulver Blähungen bekommt. Doch die eigentlichen Blähungen werden durch die ganzen Zusatzstoffe oder eine zu große Proteinmenge auf einmal verursacht. Daher gilt: Je weniger Zutaten, desto besser. Ich persönlich nutze ein Pulver, das lediglich aus drei Komponenten besteht: natives Molkeneiweißkonzentrat, Kakao und Sonnenblumenlecithin.
- Quarkbowl: Dafür braucht es kein Rezept: Nimm dir eine Packung Quark und löffle los! Natürlich kannst du auch ein paar Beeren, Gewürze (Zimt, Kurkuma) oder Nüsse dazugeben. Meine persönliche Lieblingskombi, besonders im Winter: Quark, Zimt, ein paar heiße Himbeeren und Walnüsse.
- Chiapudding: Das Rezept findest du auf Seite 209. Je nach sportlicher Aktivität kannst du Haferflocken als Kohlenhydratquelle nutzen. Im Büroalltag genügt häufig die Variante ohne Kohlenhydrate.

1. ZYKLUSHÄLFTE

WAFFELN

Zutaten für etwa 10 Waffeln

- 250 g Vollfettquark
- 200 g Vollkornmehl
- 100 ml Mineralwasser
- 100 ml Milch
- 50 g Haferflocken
- 3 Eier
- 1 Päckchen Backpulver
- etwas Öl
- optional: 30 g Proteinpulver
- Obst nach Belieben (zum Beispiel Beeren)
- Nussmus deiner Wahl

Zubereitung

Wasser, Milch, Quark und Eier mit einem Schneebesen zu einer homogenen Masse vermengen. Anschließend die restlichen Zutaten hinzufügen und zu einem glatten Teig rühren. Optional noch Proteinpulver hinzufügen. Den Teig in ein eingefettetes Waffeleisen geben und die Waffeln goldbraun backen. Mit frischem Obst und Nussmus garnieren.

Variationsidee

Schon einmal probiert, Waffeln mit herzhaften Beilagen zu essen?

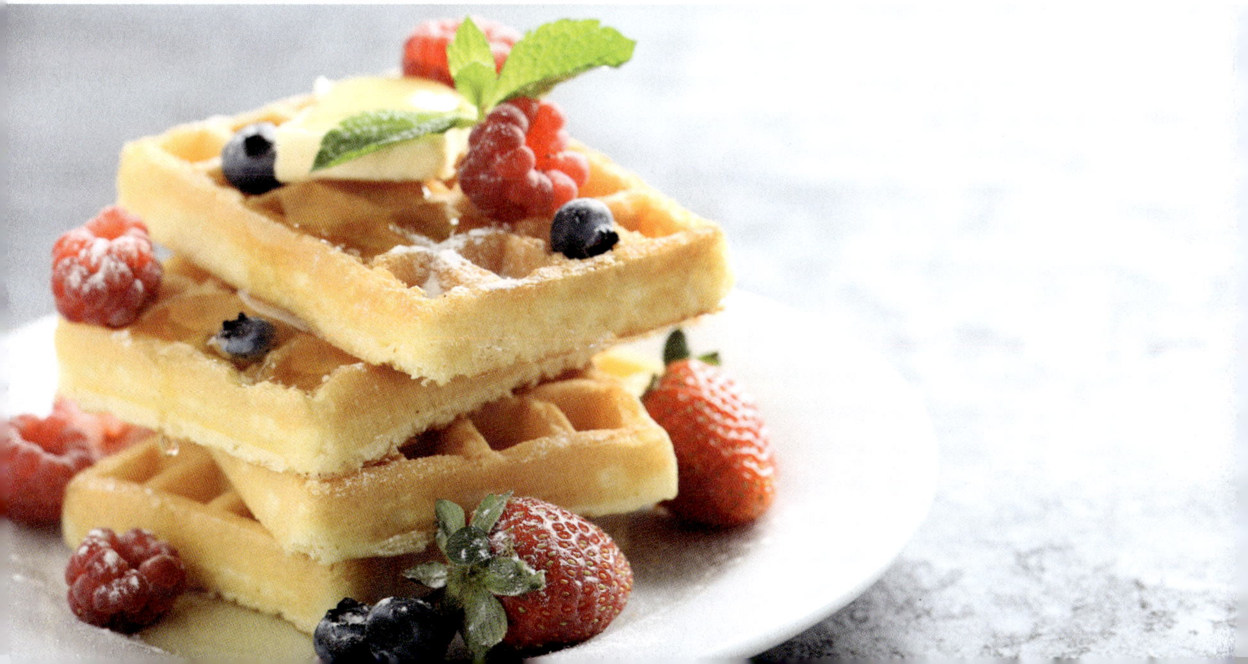

SÜSSES RÜHREI

Zutaten für 2 Portionen

- 6 Eier
- 2 Bananen
- 4 EL Milch
- 4 EL Mandelsplitter
- 4 EL Kokosraspeln
- 1 EL Kokosöl
- 2 TL Zimt
- Nussmus

Zubereitung

Die Eier mit der Milch verquirlen und mit dem Kokosöl in eine Pfanne geben. Bei mittlerer Hitze stocken lassen. Zwischendurch mit einem Pfannenwender durchmischen. Die Banane stückeln und mit in die Pfanne geben. Abschließend Mandelsplitter, Kokosraspeln und Zimt unterheben. Zum Schluss mit Nussmus nach Belieben garnieren.

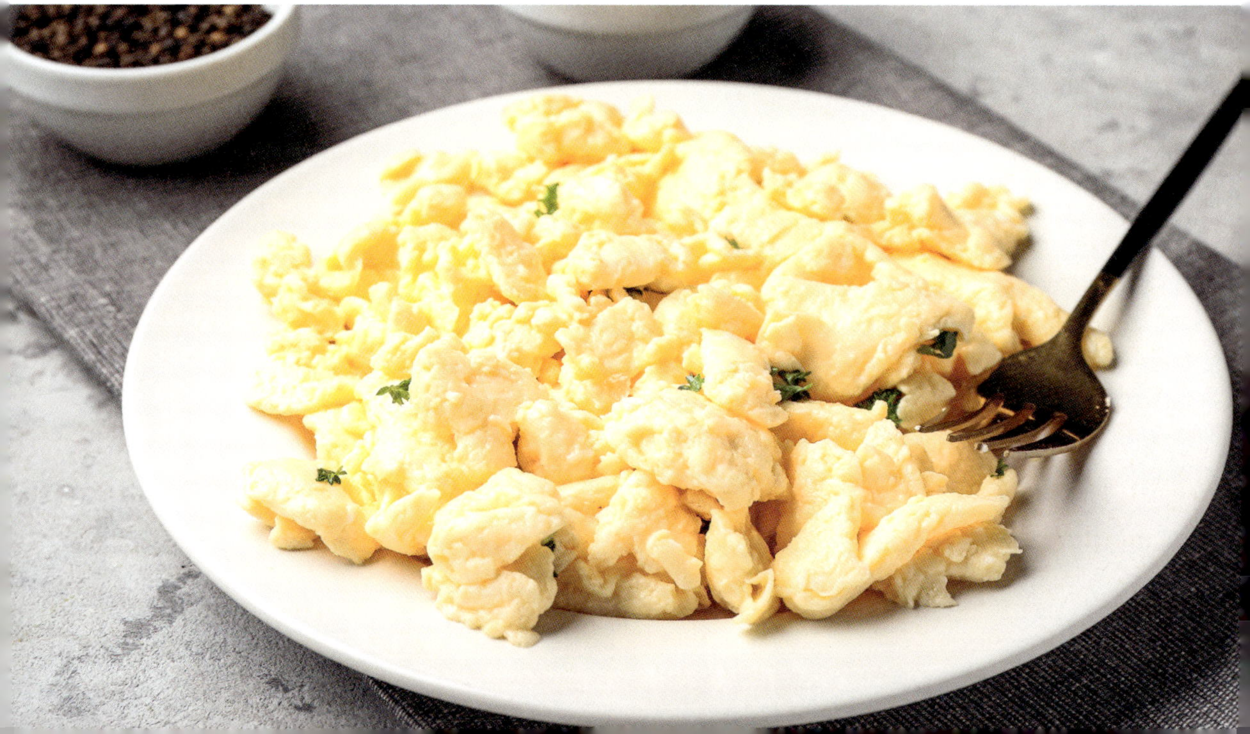

BIRCHER-MÜSLI

Zutaten für 2 Portionen

- 250 g (Schafs-)Quark, 40 Prozent Fett
- 200 ml (Pflanzen-) Milch
- 100 g kernige Haferflocken
- 1 kleine Zucchini (etwa 150 g)
- 1 kleiner Apfel
- 30 g gehackte Nüsse
- 1 EL Zitronensaft
- 1 Prise Zimt, 1 Prise Salz

Zubereitung

Alle trockenen Zutaten in eine verschließbare Schüssel geben. Den Apfel und die Zucchini reiben. Zu den trockenen Zutaten in die Schüssel geben. Quark, (Pflanzen-)Milch und Zitronensaft hineingeben und verrühren, bis ein cremiges Müsli entsteht. So viel Wasser hinzugeben, bis die gewünschte Konsistenz erreicht ist. Für mindestens 2 Stunden oder über Nacht in den Kühlschrank stellen. Das Müsli dickt dabei noch etwas ein.

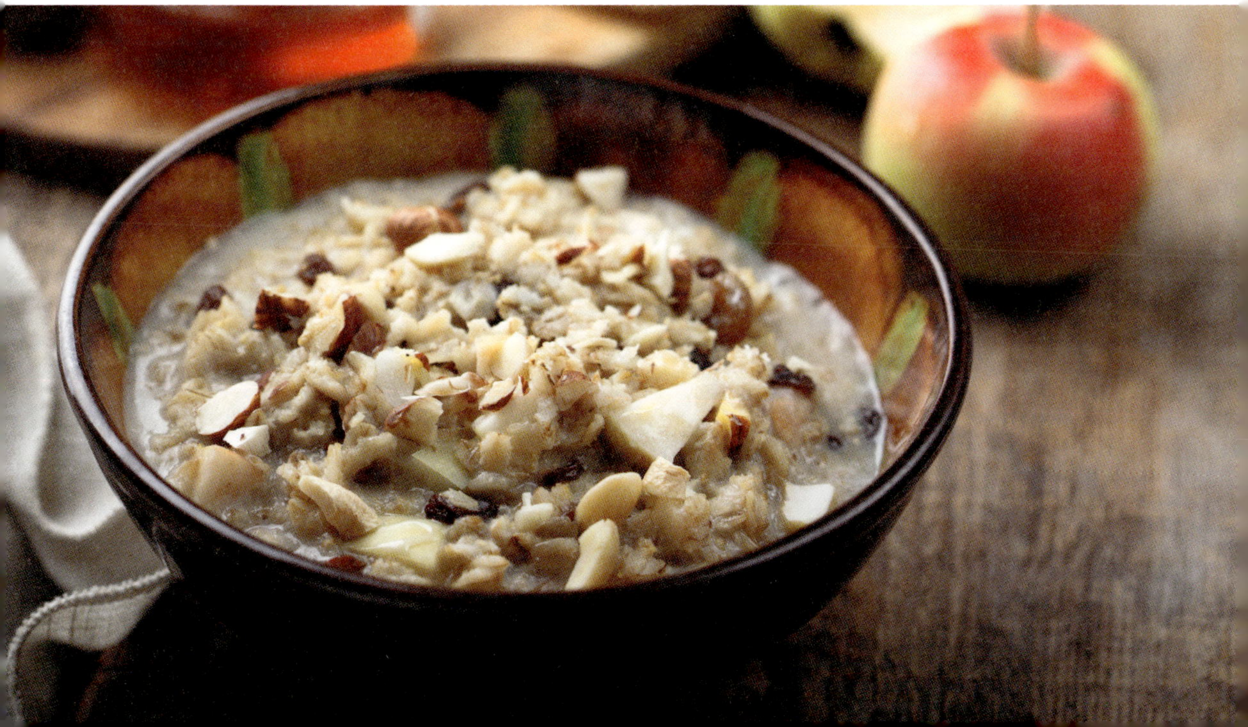

KICHERERBSENCURRY

Zutaten für 2 Portionen

- 250 g Vollkornreis
- 1 Dose Kokosmilch
- 1 Dose Kichererbsen
- 1 Zucchini
- 1 Fenchel
- 2 Karotten
- 1 Paprika
- 100 g frischer Spinat
- 4 EL Sojasoße
- 1 EL Kokosöl
- Pfeffer und Salz, Currygewürz

Zubereitung

Den Reis nach Packungsanleitung kochen. Das Gemüse in Stücke schneiden und mit Kokosöl in einer Pfanne kurz anbraten. Anschließend die Kokosmilch hinzugeben und bei mittlerer Hitze köcheln lassen. Separat die Kichererbsen kross anbraten und mit Sojasoße ablöschen. Spinat und Kichererbsen zum Gemüse geben und alles abschmecken. Mit dem Reis servieren.

Variationsidee

Lass den Reis weg und du hast im Handumdrehen ein leckeres Lower-carb-Gericht. Für mehr Fette passt außerdem eine Avocado hervorragend als Garnitur.

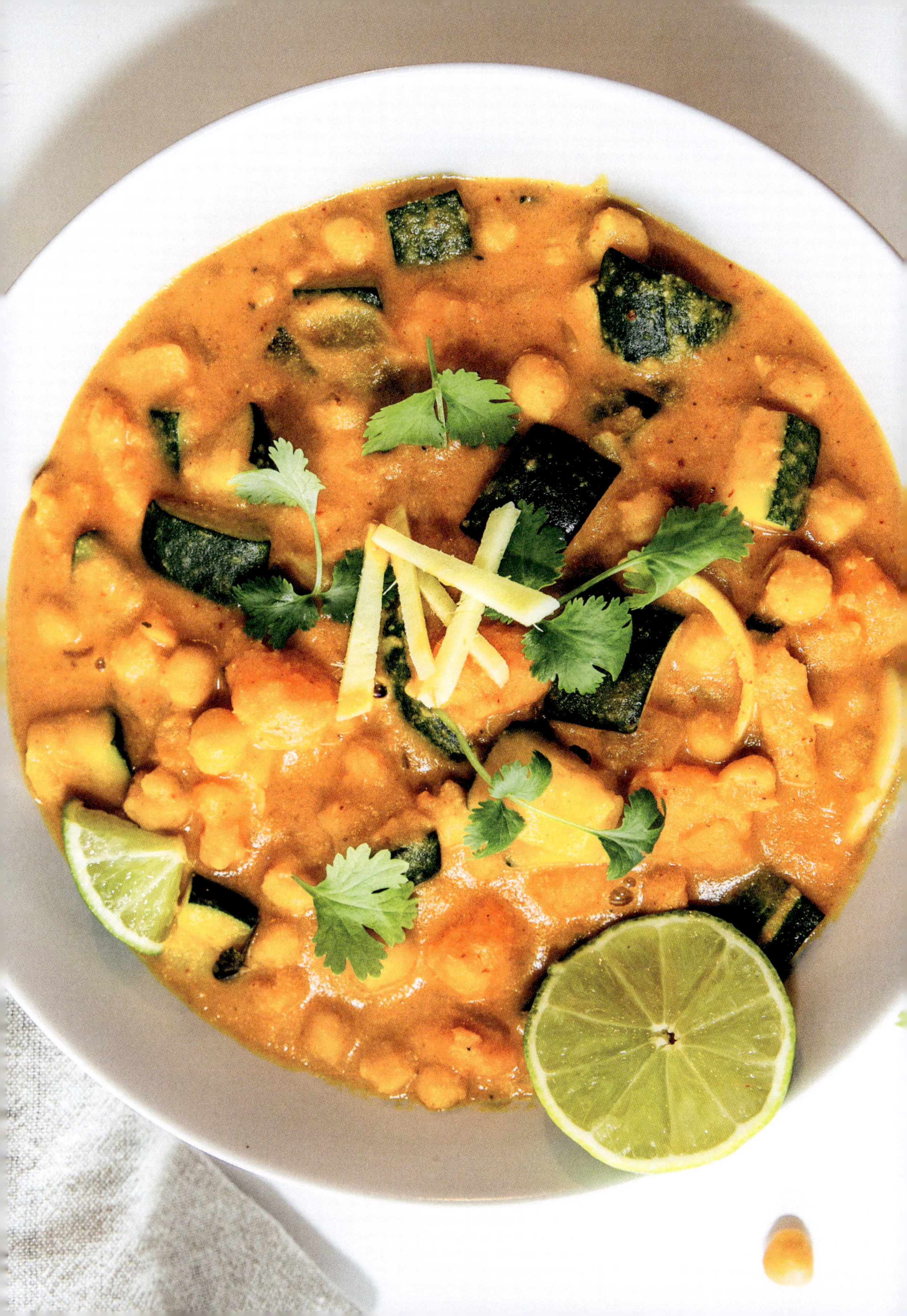

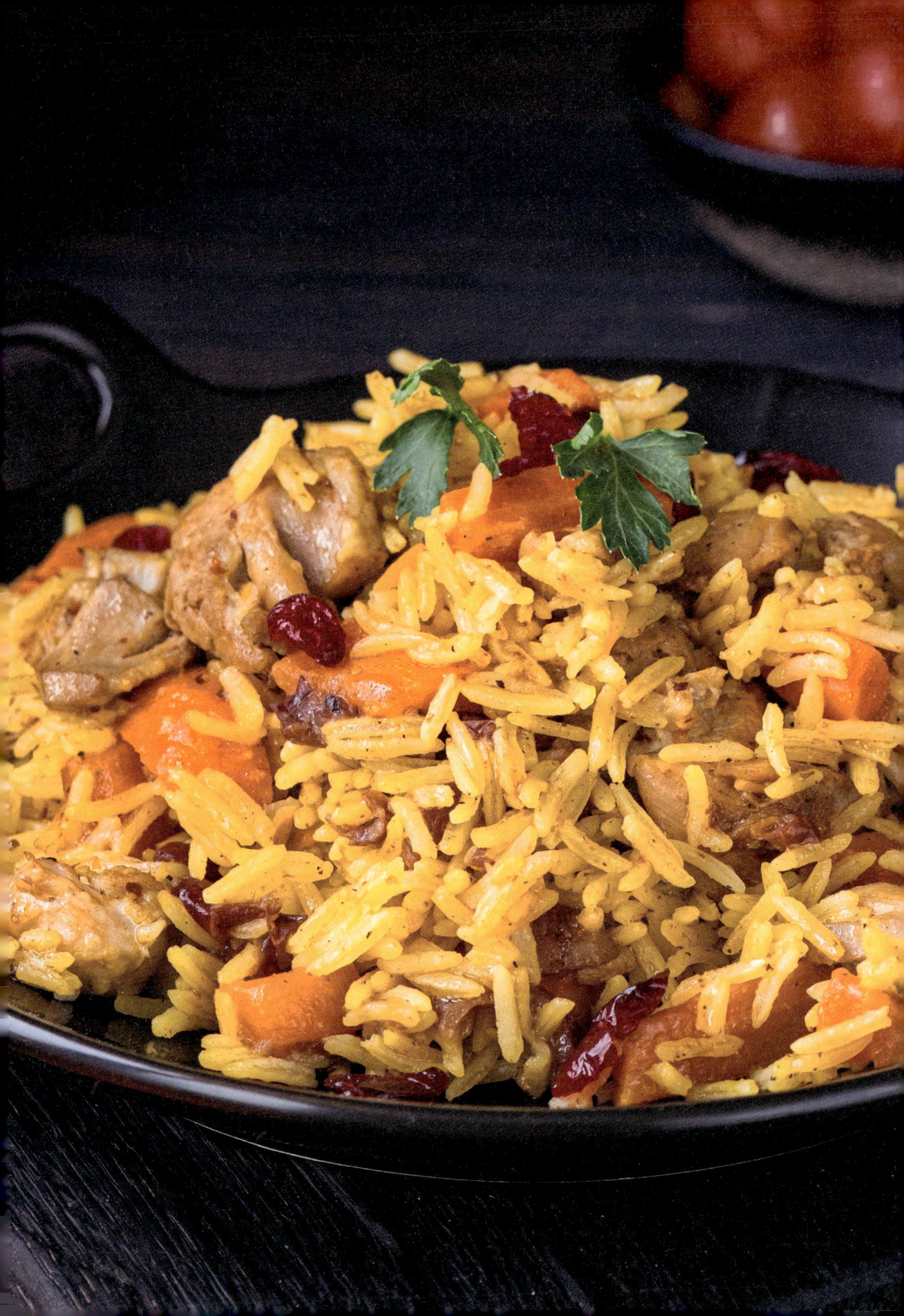

REISPFANNE MIT PUTE

Zutaten für 2 Portionen

- 500 ml Gemüsebrühe
- 250 g Putenfleisch
- 100 g Vollkornreis
- 2 Paprika
- 1 Zwiebel
- 1 Knoblauchzehe
- 2 EL Olivenöl
- 2 EL Tomatenmark
- je 1 TL Paprikapulver und Kurkuma, Salz und Pfeffer, italienische Kräuter

Zubereitung

Zwiebel und Knoblauch gehackt in etwas Öl dünsten. Das Fleisch in mundgerechte Stücke schneiden, hinzugeben und anbraten. Paprika, Reis und Tomatenmark unterheben und mit der Gemüsebrühe aufgießen. Köcheln lassen, bis der Reis gar ist. Gegebenenfalls noch etwas Flüssigkeit hinzufügen. Mit den Gewürzen abschmecken und servieren.

Variationsidee

Als vegane Variante kannst du Tofu statt Putenfleisch anbraten. Ein Salat vorab ist sehr empfehlenswert, um die Blutzuckerkurve abzuschwächen.

OFENGEMÜSE MIT FETA

Zutaten für 2 Portionen

- 6 Kartoffeln
- 2 Zucchini
- 2 Knollen Rote Bete
- 1 Fenchel
- 1 Paprika
- 200 g Feta
- 1 Avocado
- 6 EL Olivenöl
- frischer Rosmarin
- Saft von ½ Zitrone
- Salz und Pfeffer

Zubereitung

Die Kartoffeln gut bürsten und in feine Spalten schneiden. Das restliche Gemüse ebenfalls klein schneiden und in einer Schüssel mit Öl, Rosmarin, Zitronensaft, Salz und Pfeffer marinieren. Im vorgeheizten Backofen bei 180 Grad Umluft für etwa 20 Minuten garen. Den Feta darüberstreuen und noch einmal für circa 15 Minuten in den Ofen. Auf dem Teller kann das Ofengemüse mit der Avocado angerichtet werden.

Variationsidee

An inaktiveren Tagen oder wenn du das Gericht als Abendessen verwenden möchtest, eignen sich statt Kartoffeln auch Belugalinsen. Diese enthalten viele komplexe Kohlenhydrate und haben außerdem einen höheren Anteil an hochwertigen Proteinen.

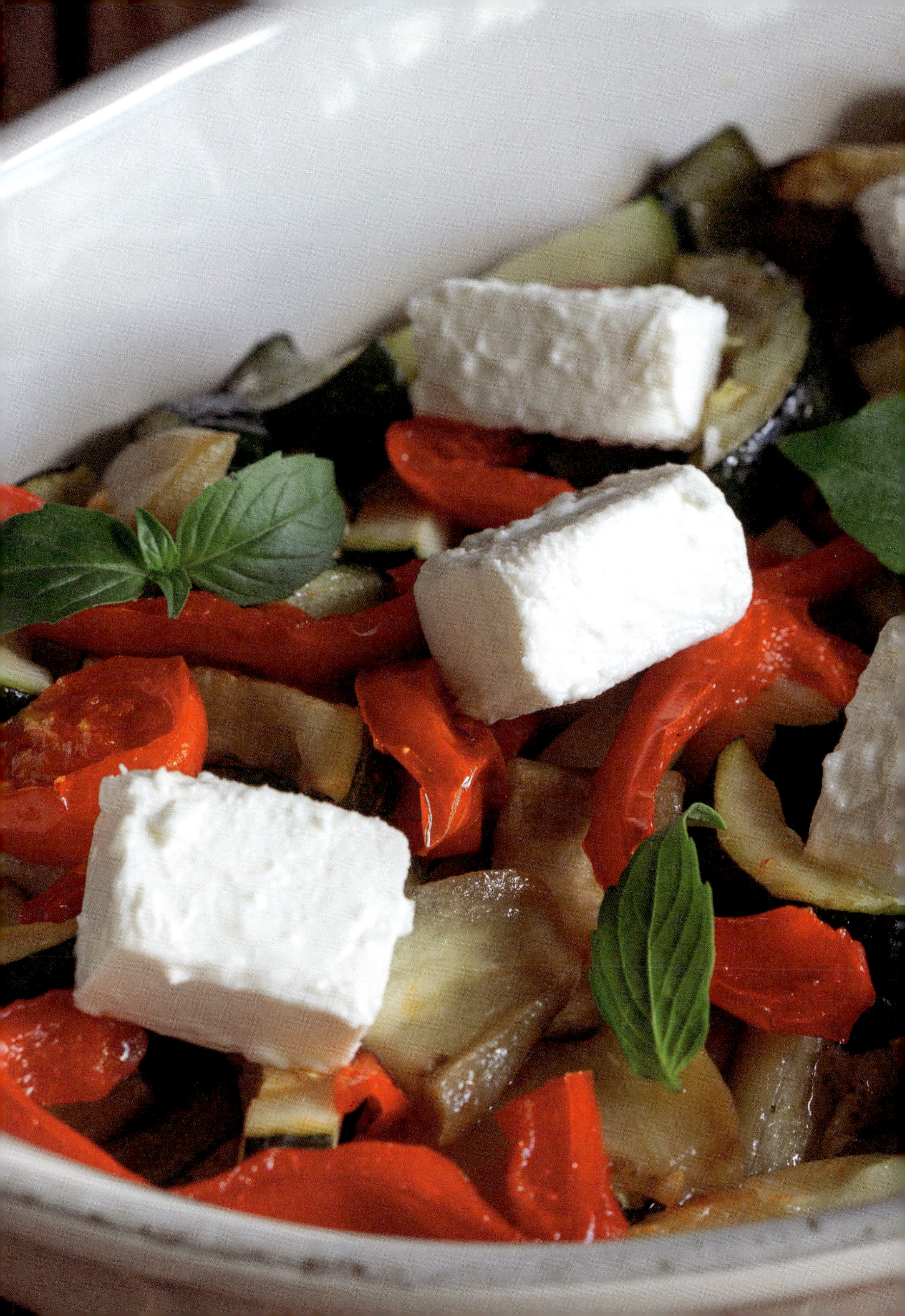

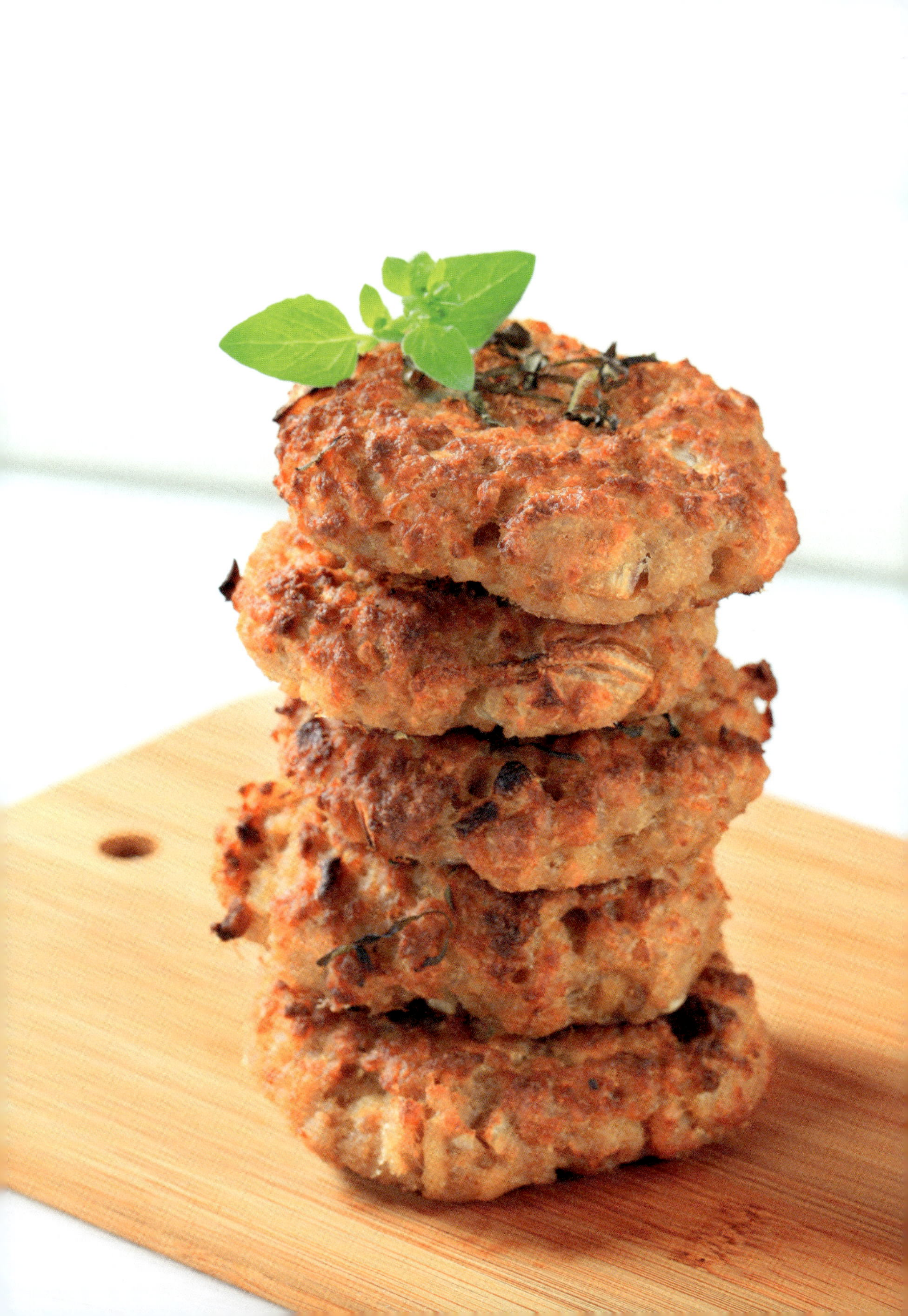

HIRSEBRATLINGE

Zutaten für 2 Portionen

- 250 g Quark (Vollfettstufe)
- 170 g Hirse
- 1 Kohlrabi
- 1 Karotte
- 1 Zwiebel
- 50 g Sonnenblumenkerne
- 50 g Sesam
- 30 g Sojaflocken
- 2 EL Bratöl
- etwas Zitronensaft
- Salz und Pfeffer

Zubereitung

Die Hirse nach Packungsanleitung kochen. Kohlrabi, Karotte und Zwiebel in kleine Würfel schneiden und mit etwas Öl in einer Pfanne dünsten. Das Gemüse etwas abkühlen lassen. Hirse und Gemüse mit Sojaflocken, Sonnenblumenkernen und Sesam in einer Schüssel vermengen. Aus der Masse Puffer formen. Diese mit etwas Öl in einer Pfanne bei mittlerer Hitze goldbraun braten. Den Quark mit Salz und etwas Zitronensaft vermengen und zusammen mit den Bratlingen servieren. Ein Salat passt super dazu!

CHILI CON CARNE

Zutaten für 2 bis 3 Portionen

- 400 ml passierte Tomaten
- 300 g Kartoffeln
- 250 g Rinderhackfleisch
- 1 Dose Mais
- 1 Dose Kidneybohnen
- 2 Paprika
- 1 Avocado
- 1 Zwiebel
- 2 Knoblauchzehen
- 2 EL Tomatenmark
- Bratöl
- Salz, Pfeffer, Curry, Chili, Paprika und Gemüsebrühe

Zubereitung

Zwiebel und Knoblauch hacken und mit dem Fleisch in etwas Öl scharf anbraten. Kurz darauf das Tomatenmark und die Gewürze hinzufügen. Anschließend die Kartoffeln geschält und klein geschnitten hinzugeben und mit den passierten Tomaten aufgießen. Das Chili etwa 20 Minuten köcheln lassen. Mais, gewürfelte Paprika und Kidneybohnen kurz vor Schluss hinzufügen und alles zusammen noch einmal aufkochen lassen. Die Avocado als Garnitur auf das Chili geben.

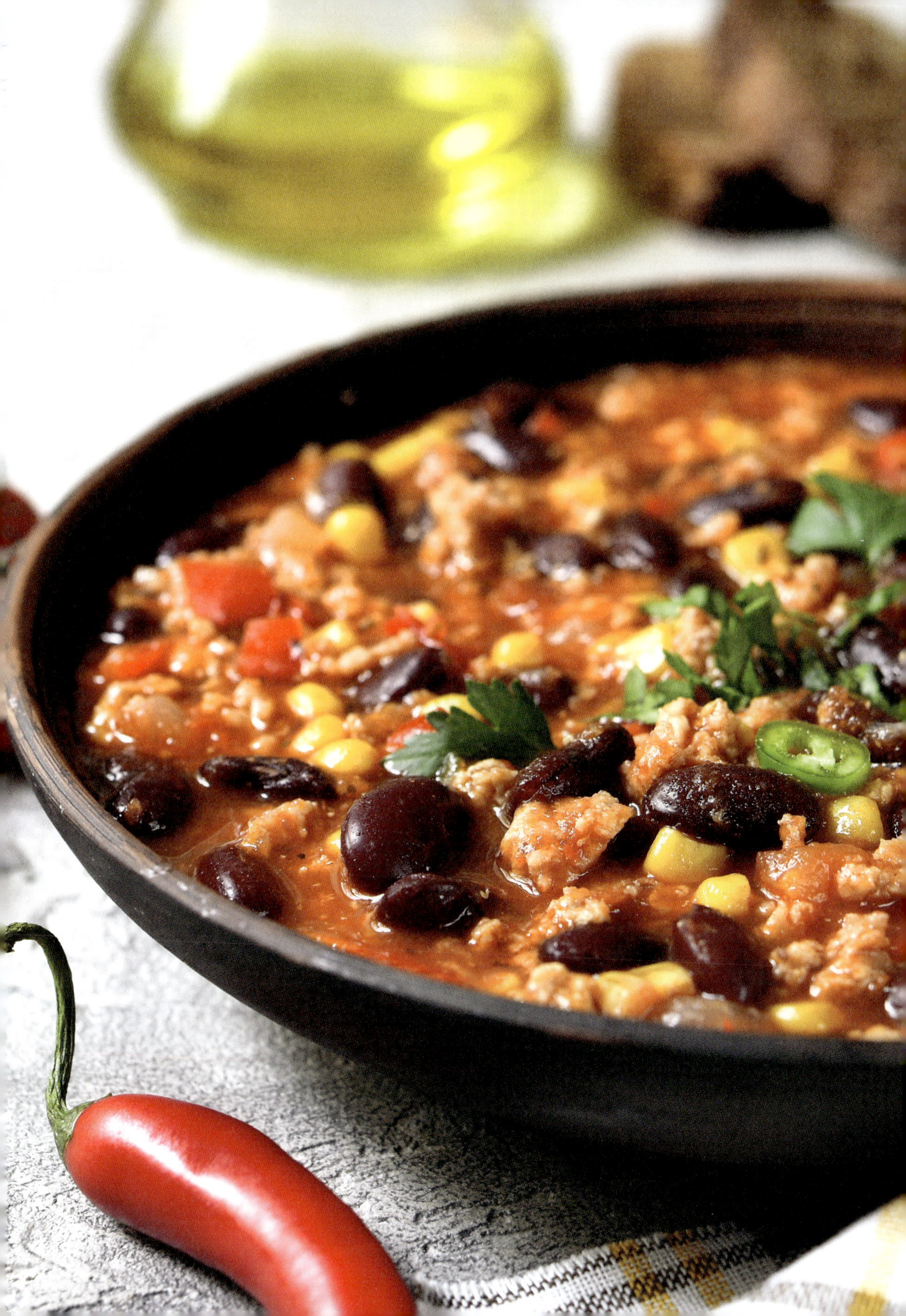

GEFÜLLTE PAPRIKA

Zutaten

- 180 g Feta
- 150 g Hirse
- 3 große Paprika
- 2 Eier
- 1 Bund Frühlingszwiebeln
- 1 Bund Petersilie
- 4 EL Olivenöl
- Salz und Pfeffer

Zubereitung

Die Hirse nach Packungsanleitung kochen. Die Paprikaschoten waschen, den Deckel abschneiden und aushöhlen. Feta und Frühlingszwiebeln würfeln. Zusammen mit der gekochten Hirse, den Eiern, Petersilie und Gewürzen vermengen und in die Paprikahälften füllen. In eine gefettete Form setzen und im vorgeheizten Backofen bei 180 Grad Umluft für etwa 20 Minuten backen. Mit einem Dip deiner Wahl servieren.

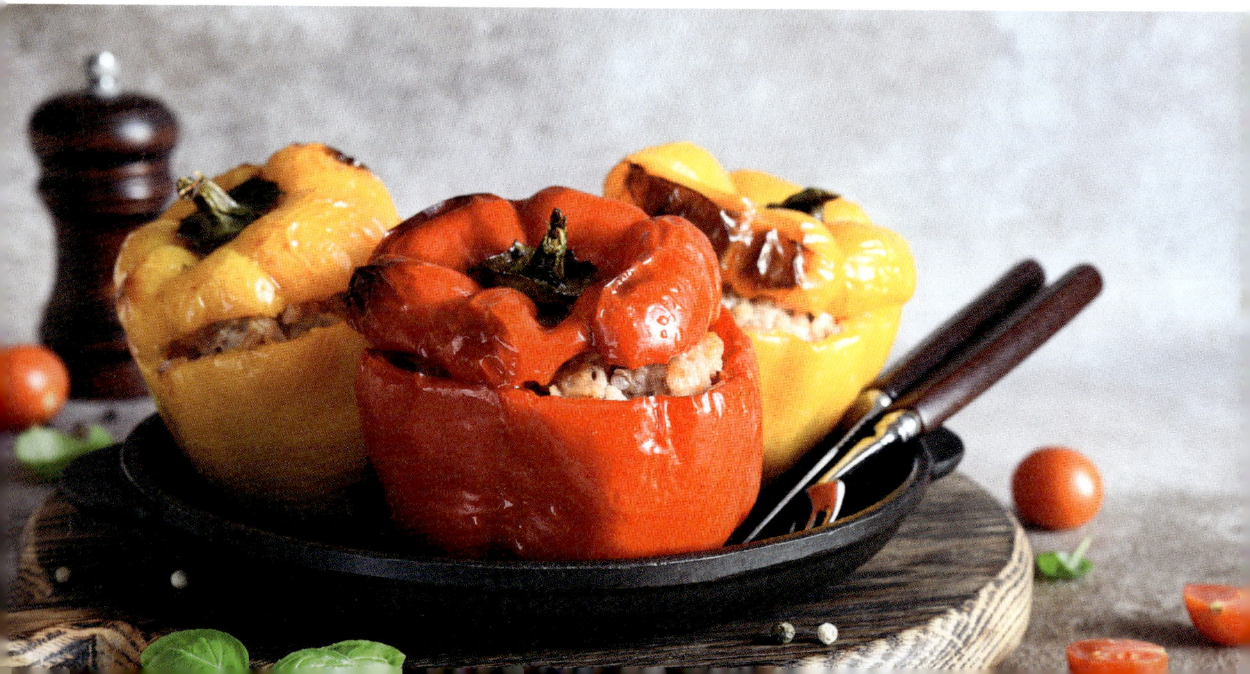

QUINOA-BOWL

Zutaten für 2 Portionen

- 2 Hähnchenbrüste
- 100 g Quinoa
- 1 Paprika
- 60 g Rosenkohl
- 40 g Babyspinat oder Rucola
- 1 Avocado
- 1 Limette
- ½ Bund Koriander
- je 2 EL Sesam- und Olivenöl
- 2 TL Sesam
- Salz und Pfeffer

Zubereitung

Quinoa nach Packungsanleitung kochen. Den Rosenkohl putzen, halbieren und mit etwas Wasser in einem Topf für etwa 5 Minuten garen. Das Fleisch in dünne Streifen schneiden und mit Sesamöl in einer Pfanne anbraten. Paprika und Avocado in feine Streifen schneiden. Das gesamte Gemüse, den Quinoa und das Fleisch in einer Schüssel anrichten. Zum Schluss das Dressing darübergeben. Mit Sesam und Koriander garnieren.

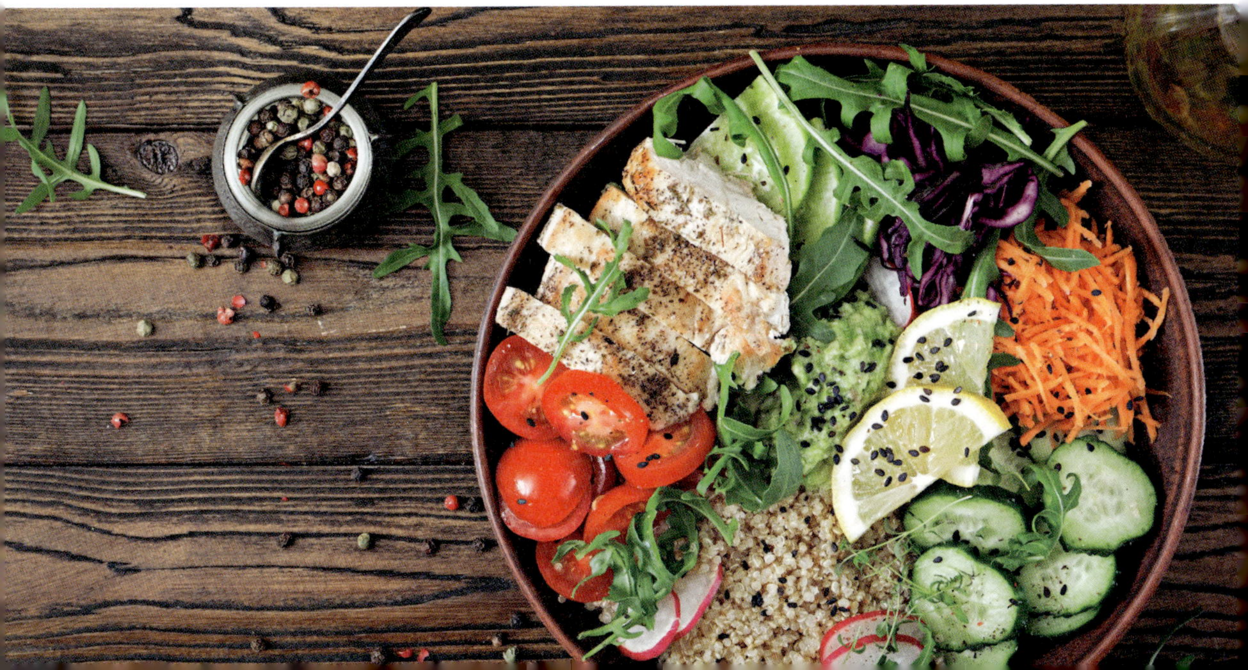

2. ZYKLUSHÄLFTE

CHIAPUDDING

Zutaten für 2 Portionen

- 500 ml Milch oder Pflanzenmilch (Wasser ist auch möglich)
- 250 g Vollfettquark
- 60 g Chiasamen
- 80 g Haferflocken
- 60 g gehackte Nüsse
- Beeren
- 2 EL Leinöl

Zubereitung

Alle Zutaten in eine verschließbare Schüssel geben und gut umrühren. Die Schüssel am besten über Nacht oder für mindestens 3 Stunden in den Kühlschrank stellen.

Variationsidee

Lass Nüsse und Haferflocken weg und du erhältst im Handumdrehen einen Snack für zwischendurch.

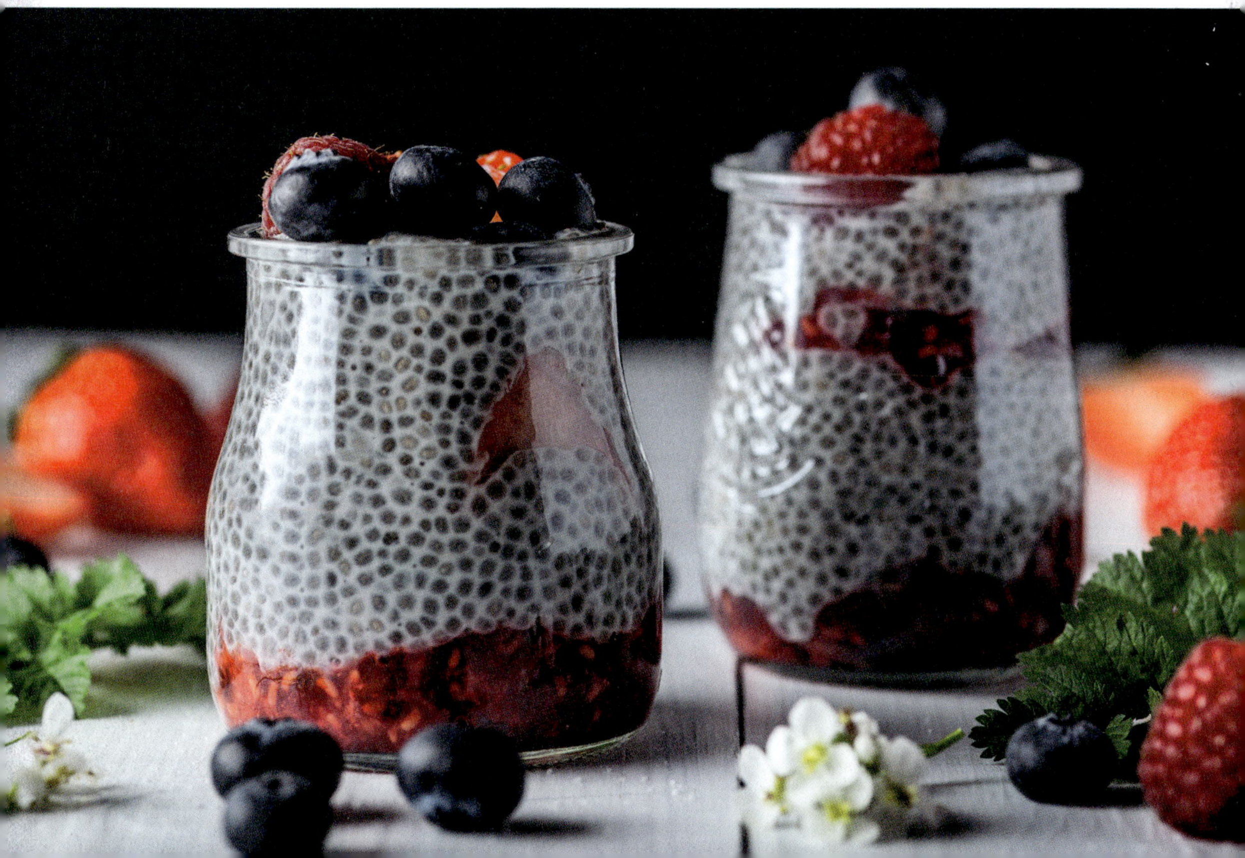

EIWEISSBROT

Zutaten für 1 Kastenform

- 250 g Magerquark
- 2 Möhren
- 4 Eier
- 150 g gemahlene Mandeln
- 150 g ganze Leinsamen
- 4 EL Schmelzflocken
- 4 EL Sonnenblumenkerne
- 2 EL Sojamehl
- 1 Päckchen Backpulver
- 1 TL Salz
- ½ TL Brotgewürz

Zubereitung

Den Backofen vorheizen und eine Kastenform mit Backpapier auslegen. Alle trockenen Zutaten in einer Schüssel vermengen. Die Möhren raspeln und mit dem Quark und den Eiern vermengen. Die trockenen Zutaten hinzufügen und alles zu einer Masse verrühren. Im vorgeheizten Backofen bei 150 Grad Umluft für etwa 70 bis 90 Minuten backen. Wenn das Brot eine schöne Kruste hat, kann es aus dem Ofen genommen werden.

Variationsidee

Lachs, Avocado, Hummus oder magerer Schinken eignen sich hervorragend auf dem Brot.

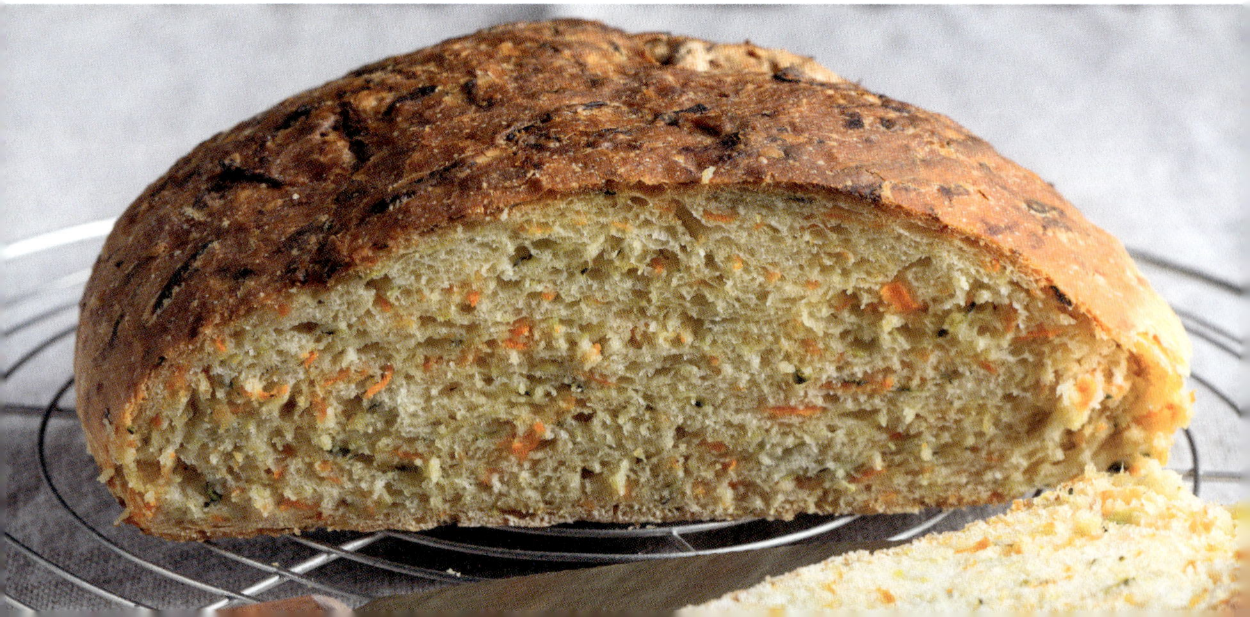

PANCAKES

Zutaten für 3 Portionen

- 300 ml (Pflanzen-) Milch
- 75 g Dinkelvollkornmehl
- 75 g Mandelmehl (entölt)
- 2 EL Chiasamen
- 2 EL Leinsamen
- 2 TL Backpulver
- 1 EL Kokosöl zum Braten
- 1 Prise Salz

Zubereitung

Alle Zutaten zu einem glatten Teig mixen und mindestens 10 Minuten ruhen lassen. Kokosöl in einer Pfanne erhitzen. Einen Klecks Teig in die Pfanne geben und von beiden Seiten goldbraun anbraten.

Variationsidee

Quark, Nussmus, (Pflanzen-)Joghurt mit Proteinpulver und Blaubeeren schmecken super dazu.

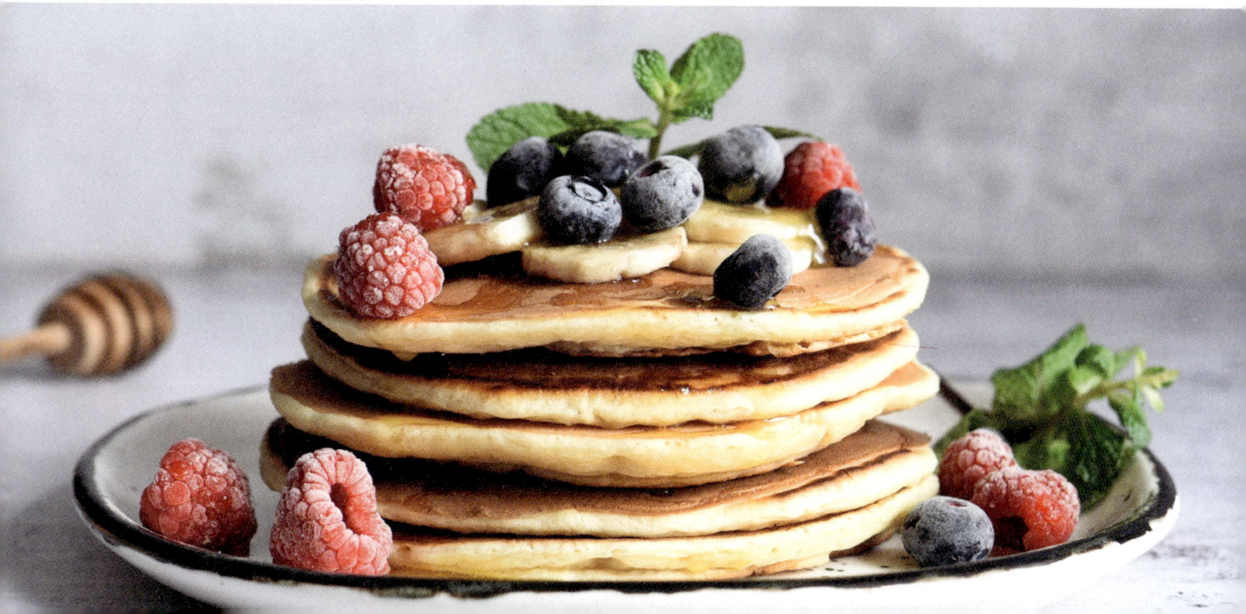

REGENBOGENRÖSTI

Zutaten für 2 Portionen

- 200 g rote Linsen
- 200 ml Wasser
- ⅛ Rotkohl
- 2 Karotten
- 1 Stange Lauch
- 3 Lauchzwiebeln
- ½ Dose Mais
- 1 bis 2 Teelöffel Salz
- 1 EL (Kokos-)Öl zum Anbraten
- weitere Gewürze nach Wahl

Zubereitung

Gemüse mixen oder über eine grobe Reibe raspeln und Salz zugeben. Nach etwas Standzeit das überschüssige Wasser ausdrücken. Linsen (ungekocht) und Wasser in einem Mixer auf höchster Stufe 2 bis 3 Minuten mixen. Linsencreme mit dem Gemüse vermengen und in einer Pfanne mit Öl zu kleinen Patties anbraten.

Variationsidee

Kräuterquark als Dip passt hervorragend dazu!

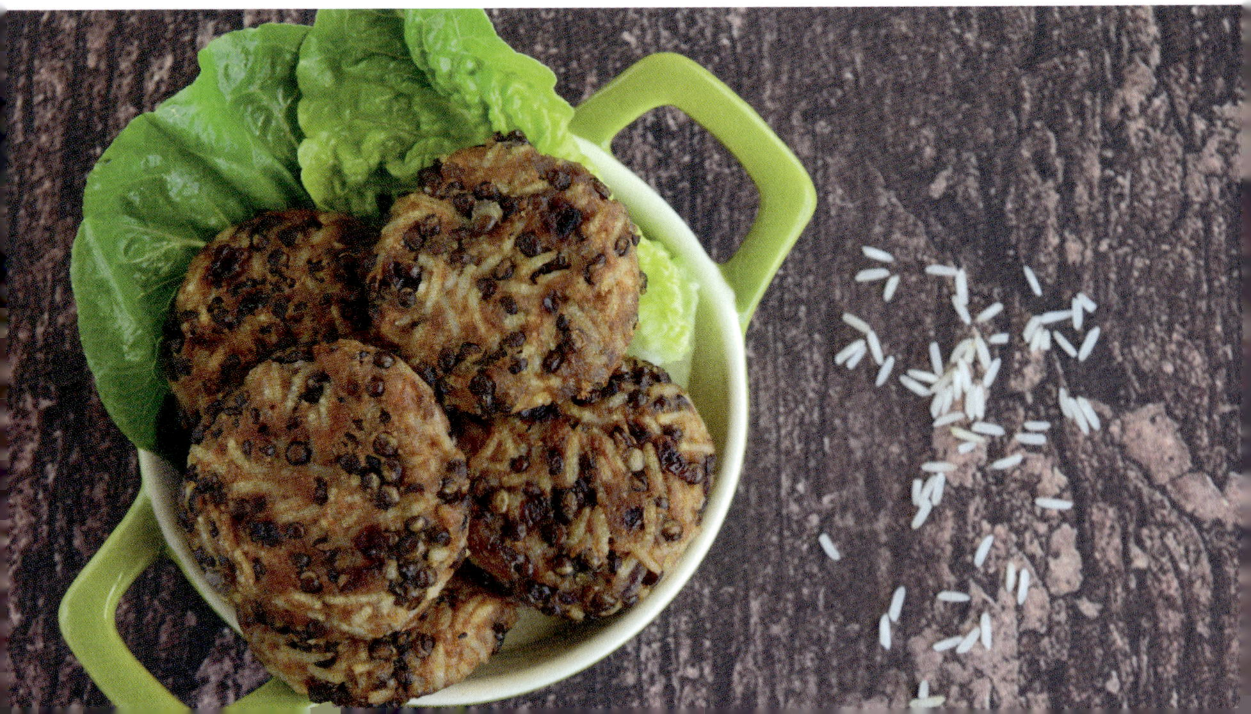

HÜTTENKÄSESALAT

Zutaten für 2 Portionen

- 400 g körniger Frischkäse
- 1 Salatgurke
- 2 Paprika (gern auch gedünstet)
- 2 EL Leinöl
- 2 EL geschrotete Leinsamen
- Salz und Pfeffer
- optional: Frühlingszwiebeln und frische Petersilie

Zubereitung

Den Hüttenkäse in eine Schüssel geben und etwas aufrühren. Paprika und Gurke in mundgerechte Stücke schneiden und zum Käse geben. Die restlichen Zutaten unterheben und abschmecken. Mit Frühlingszwiebeln und Petersilie garnieren.

Variationsidee

Ein Vollkornbrot mit Räucherlachs oder Hummus schmeckt super dazu!

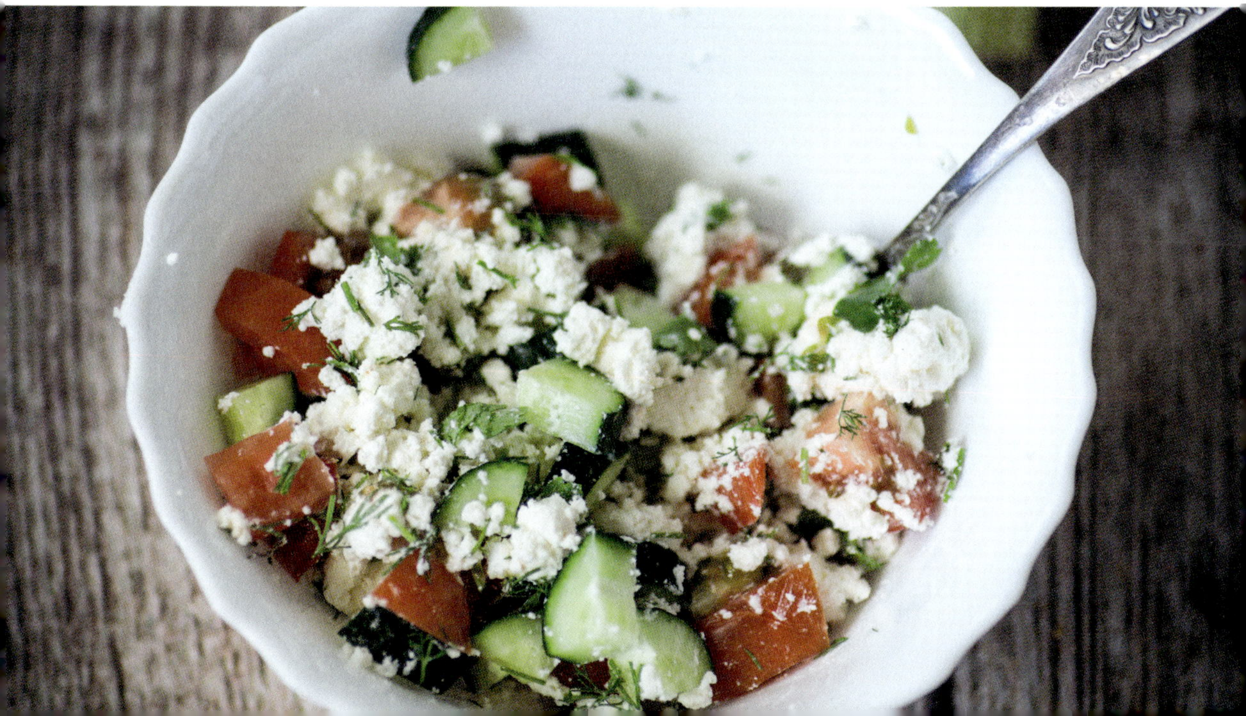

QUINOA-SALAT

Zutaten für 4 Portionen

- 250 g Quinoa
- 1 Salatgurke
- 2 Karotten
- 1 Paprika
- 1 kleiner Kopf Radicchio
- 1 Avocado
- 1 Bund Petersilie
- 4 EL Olivenöl
- 3 EL Zitronensaft
- Pfeffer und Salz, Chiliflocken
- optional: geröstete Kerne

Zubereitung

Quinoa nach Packungsanleitung kochen. Das Gemüse und die Avocado in mundgerechte Stücke schneiden. Mit dem Quinoa in einer Schüssel vermengen. Mit Öl, Zitronensaft, Petersilie und Gewürzen anrichten. Optional mit gerösteten Kernen toppen.

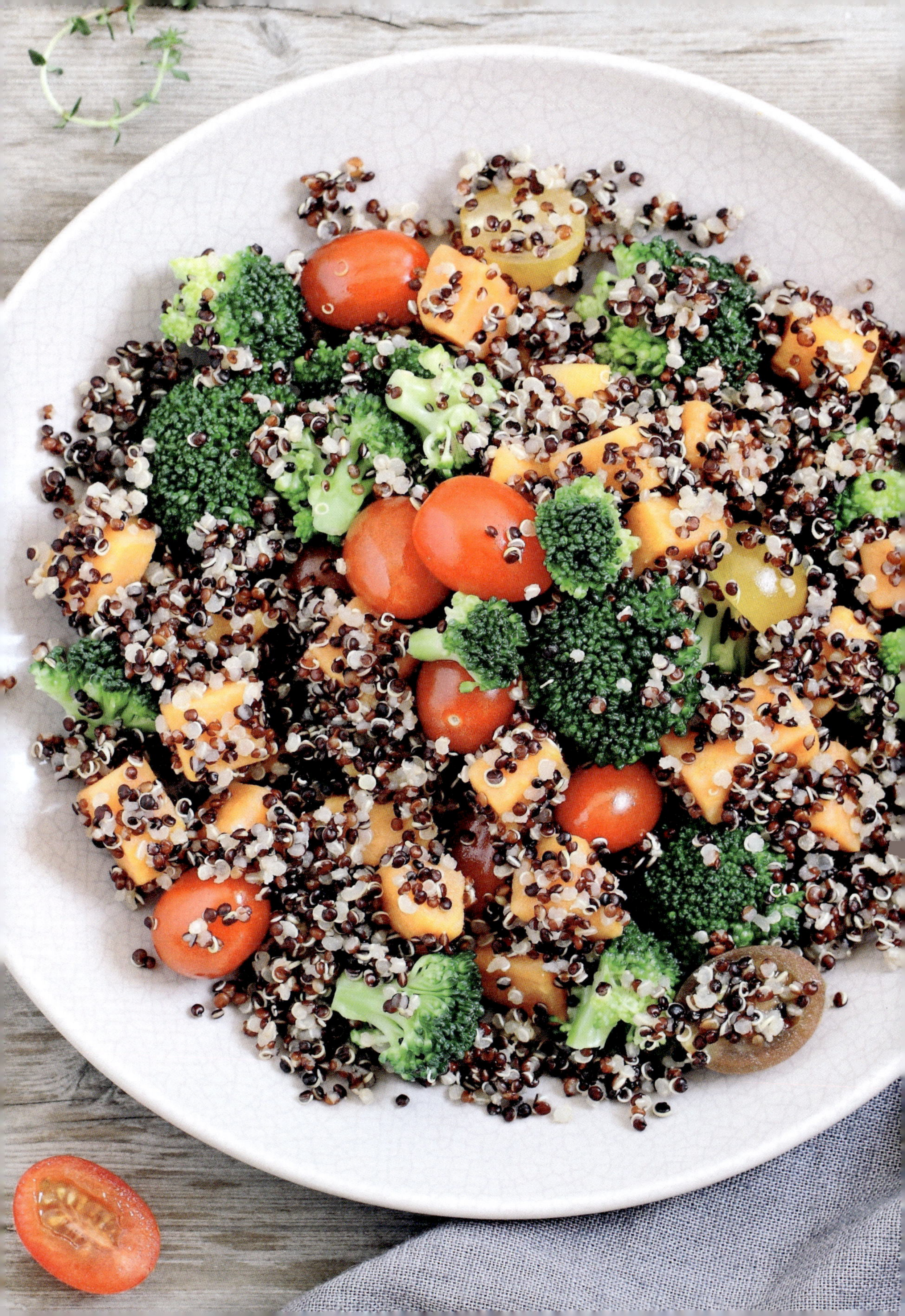

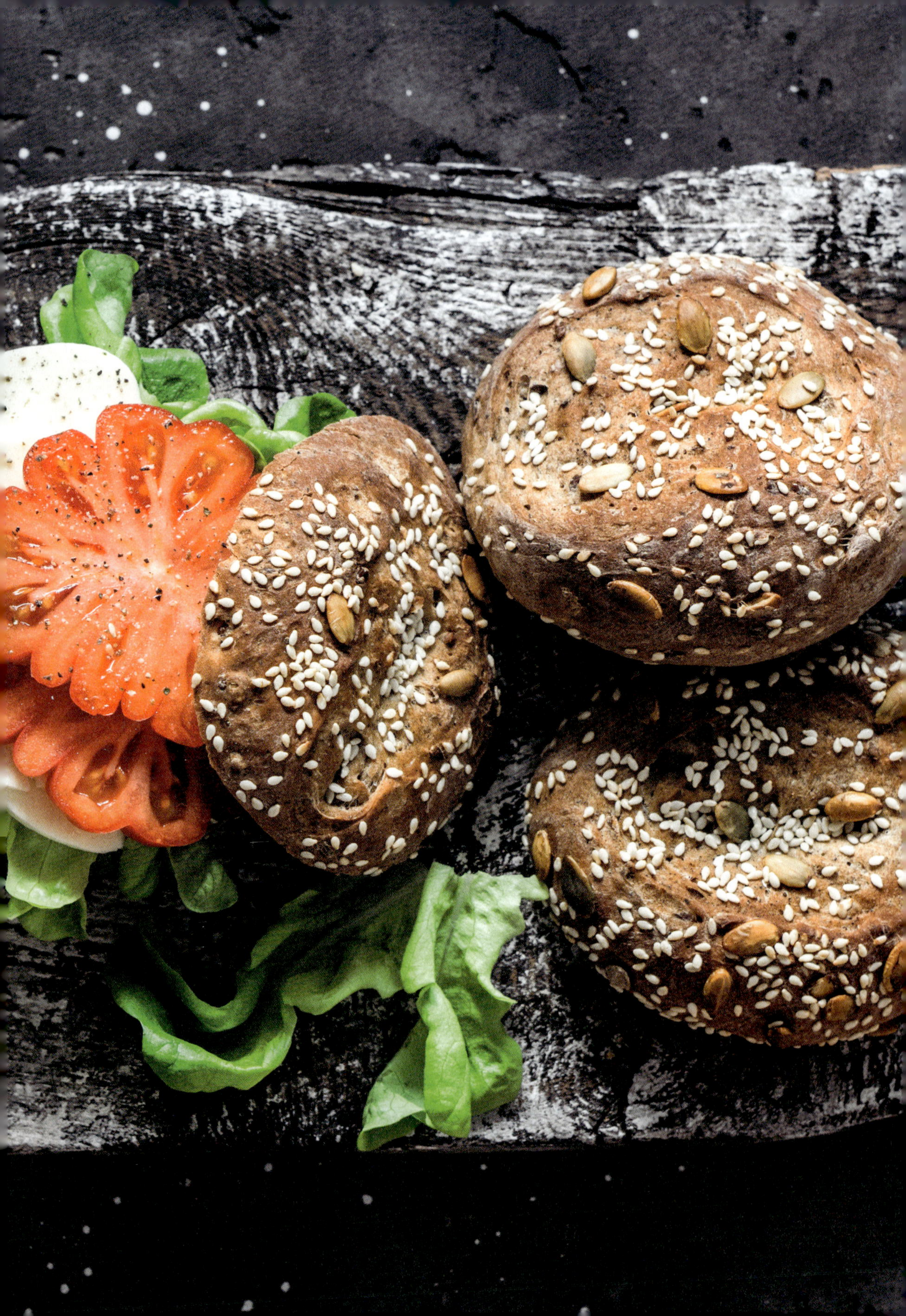

OMEGA-3-BRÖTCHEN

Zutaten für 6 kleine Brötchen

- 250 ml Wasser
- 70 g Mandelmehl
- 60 g Haferflocken
- 60 g Hanfsamen
- 60 g geschrotete Leinsamen
- 40 g Vollkornmehl
- 40 g flüssiges Kokosöl
- 1 EL Chiasamen
- 1 EL Salz
- 1 TL Backpulver
- optional: Sesam, Kürbis- oder Sonnenblumenkerne

Zubereitung

Die Chiasamen in 3 EL Wasser quellen lassen. Alle trockenen Zutaten in einer Schüssel vermengen. Das Öl zusammen mit dem Wasser zu den trockenen Zutaten geben und verrühren. Die Masse etwa 10 Minuten quellen lassen. Mit feuchten Händen 6 Brötchen formen. Im vorgeheizten Backofen bei 180 Grad Umluft für etwa 30 Minuten backen. Wenn du die doppelte Menge Teig machst, sparst du Zeit und kannst den Rest als »Meal prep« einfrieren.

Variationsidee

Dazu kannst du dir Hummus selber machen und als Aufstrich auf die Brötchen geben. Räucherlachs oder körniger Frischkäse schmecken ebenfalls super.

OMELETT

Zutaten für 2 Portionen

- 6 Eier
- 1 Zucchini
- 1 Zwiebel
- 4 Scheiben Serrano-Schinken
- 6 EL Milch
- 40 g Parmesan
- 2 EL Öl
- 1 Prise Paprika
- Salz und Pfeffer
- optional: frische Kräuter

Zubereitung

Zucchini raspeln, Zwiebeln und Schinken würfeln und mit den Eiern sowie der Milch vermengen. Parmesan und Gewürze hinzugeben. Das Öl in der Pfanne erhitzen und die Masse hinzugeben. Bei mittlerer Hitze braten, bis das Ei stockt. Anschließend wenden und goldbraun braten.

Tipp

Damit das Essen nicht »no carb« wird, sollte es eine Portion komplexer Kohlenhydrate beinhalten. Kichererbsen eignen sich dafür super. Du kannst sie in der Pfanne anbraten und nach Geschmack mit Sojasoße ablöschen.

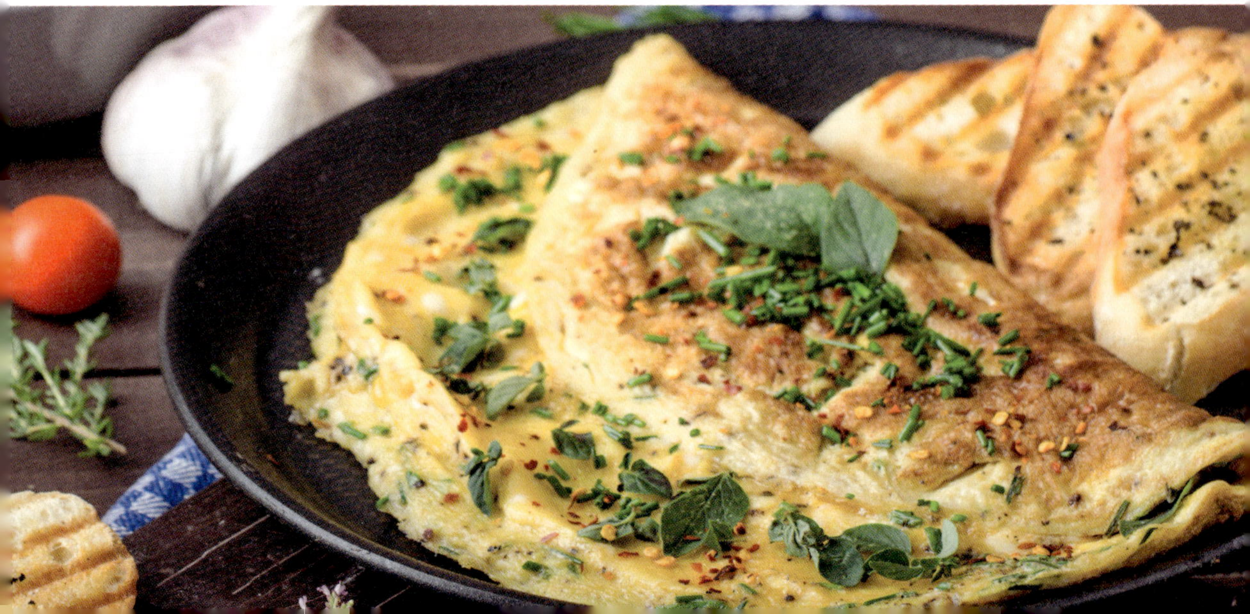

WARMER BELUGALINSENSALAT

Zutaten für 2 Portionen

- 500 g Gemüse deiner Wahl: Zucchini, Aubergine, Kürbis, Brokkoli
- 200 g Belugalinsen
- 180 g Feta
- 4 EL Olivenöl
- 4 EL Pinienkerne
- Salz und Pfeffer

Zubereitung

Die Belugalinsen nach Anleitung kochen. Parallel dazu das Gemüse waschen und in mundgerechte Stücke schneiden. Das Gemüse auf ein Blech geben und bei 180 Grad Ober-/Unterhitze für etwa 20 Minuten backen. Nach 10 Minuten kann der Feta über das Gemüse gebröselt werden. Das Gemüse aus dem Ofen nehmen und mit Gewürzen und Olivenöl in einer Schüssel marinieren. Die Linsen und Pinienkerne hinzugeben und warm verzehren.

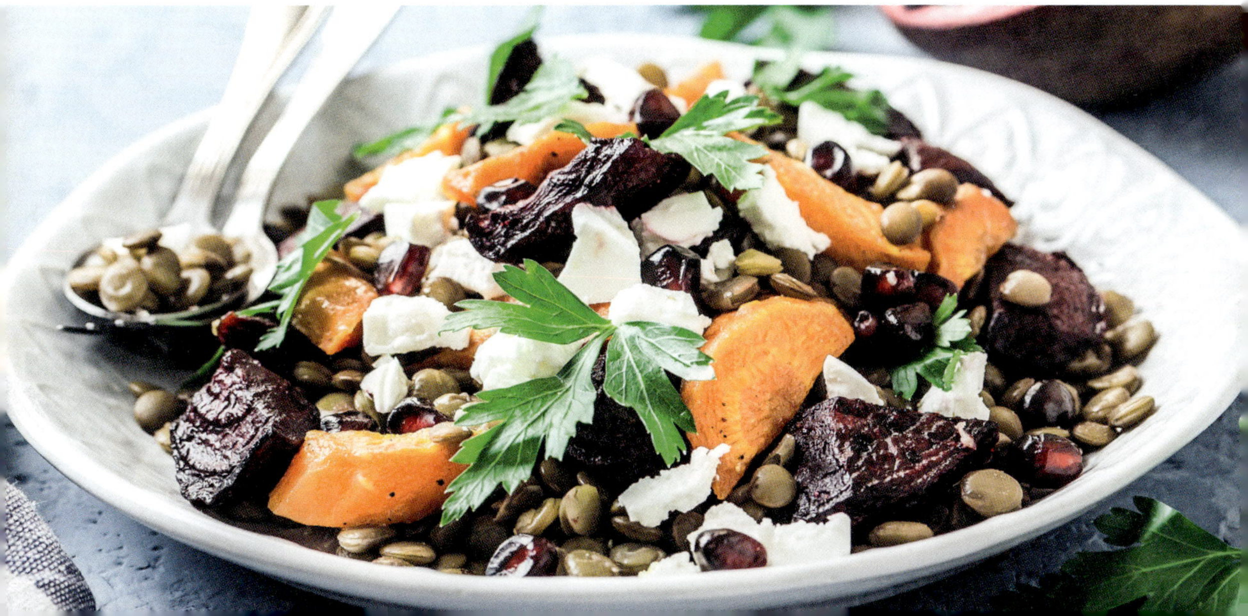

QUELLEN

1 Bayerischer Rundfunk: »Zyklusbasiertes Training: Warum Frauen anders Sport treiben sollten als Männer«, abrufbar auf Youtube: https://www.youtube.com/watch?v=iEv-bOQXdYAE (zuletzt abgerufen am 26. September 2023)

2 Diese Infos und einige mehr finden sich hier:
Schönleben, Veronique (2018): »Was kostet die Menstruation?«, Spiegel online, 30. August, siehe www.spiegel.de/gesundheit/diagnose/tampons-binden-schmerzmittel-was-kostet-die-menstruation-a-1220188.html (zuletzt abgerufen am 26. September 2023)
Moss, Rachel (2015): »Women Spend More Than £18,000 On Having Periods In Their Lifetime«, Study Reveals, Huffington Post, 3. September, siehe www.huffingtonpost.co.uk/2015/09/03/women-spend-thousands-on-periods-tampon-tax_n_8082526.html?guccounter=1 (zuletzt abgerufen am 26. September 2023)
Österreichische Apothekenkammer: »Die vier Phasen der Wechseljahre und ihre Beschwerden«, siehe https://www.apothekerkammer.at/kaernten/aktuelle-themen/gesundheitstipps/wechseljahre-phasen-symptome#:~:text=Als%20Menopause%20wird%20der%20Zeitpunkt,letzten%20Regelblutung%2051%20Jahre%20alt (zuletzt abgerufen am 26. September 2023)

3 Martin, D.; Timmins, K.; Cowie, C., et al. (2021): »Injury Incidence Across the Menstrual Cycle in International Footballers«. *Front Sports Act Living*, 1. 3:616999. doi: 10.3389/fspor.2021.616999

4 O'Leary, P., et al. (2000): »Salivary, but not serum or urinary levels of progesterone are elevated after topical application of progesterone cream to pre-and postmenopausal women«, *Clin Endocrinol (Oxf)*, 53(5). S. 615-620

5 Nach einer Grafik auf der Website: www.hormonspezialisten.de/artikel/hormonitor/luteoplazentarer-shift-externes-progesteron-sichert-schwangerschaft (zuletzt abgerufen am 26. September 2023)

6 O'Leary, P., et al. (2000): siehe oben

7 Dieser Tipp lässt sich untermauern: Mandolesi, L.; Polverino, A.; Montuori, S., et al. (2018): »Effects of Physical Exercise on Cognitive Functioning and Wellbeing: Biological and Psychological Benefits«. *Front Psychol.*, 4(27). 9:509. doi: 10.3389/fpsyg.2018.00509

8 Cabre, H. E.; Moore, S. R.; Smith-Ryan, A. E.; Hackney, A. C. (2022): »Relative Energy Deficiency in Sport (RED-S): Scientific, Clinical, and Practical Implications for the Female Athlete«. *Deutsche Zeitschrift für Sportmedizin*, *73*(7). S. 225–234. https://doi.org/10.5960/dzsm.2022.546 (zuletzt abgerufen am 26. September 2023)

9 Statuta, S. M.; Asif, I. M.; Drezner, J. A. (2017): »Relative energy deficiency in sport (RED-S)«. *British journal of sports medicine*, 51(21). S. 1570–1571. https://doi.org/10.1136/bjsports-2017-097700 (zuletzt abgerufen am 26. September 2023)

10 Alghannam, A. F.; Ghaith, M. M.; Alhussain, M. H. (2021): »Regulation of Energy Substrate Metabolism in Endurance Exercise«. *International journal of environmental research and public health*, *18*(9). https://doi.org/10.3390/ijerph18094963 (zuletzt abgerufen am 26. September 2023)

11 Raschka, C.; Ruf, S. (2018): *Sport und Ernährung: Wissenschaftlich basierte Empfehlungen, Tipps und Ernährungspläne für die Praxis.* Georg Thieme Verlag

12 Aus: Froböse, I. (2018): *Leistung messen und steigern*, Gräfe und Unzer

13 Mountjoy, M.; Sundgot-Borgen, J.; Burke, L., et al. (2018b): »International Olympic Committee (IOC) Consensus Statement on Relative Energy Deficiency in Sport (RED-S): 2018 Update«. *International journal of sport nutrition and exercise metabolism*, *28*(4). S. 316–331. https://doi.org/10.1123/ijsnem.2018-0136 (zuletzt abgerufen am 26. September 2023)

14 Cabre, H. E., et al.: siehe oben

15 Carlsohn, A., (2020): »Relatives Energiedefizit im Sport (RED-S)«. *Sportphysio*, *08*(02). S. 59–66. https://doi.org/10.1055/a-1130-9563 (zuletzt abgerufen am 26. September 2023)

16 Hinman, S. K.; Smith, K. B.; Quillen, D. M.; Smith, M. S. (2015): »Exercise in Pregnancy: A Clinical Review«. *Sports Health.* Nov-Dec, 7(6). S. 527-531. doi: 10.1177/1941738115599358

17 Eine Liste an Publikationen hierzu findet sich auf folgender Website: https://agingresearchbiobank.nia.nih.gov/studies/swan/?search_term=menopause (zuletzt abgerufen am 26. September 2023)

18 Vitale, K.; Getzin, A. (2019): »Nutrition and Supplement Update for the Endurance Athlete: Review and Recommendations«. *Nutrients.* https://doi.org/10.3390/nu11061289 (zuletzt abgerufen am 26. September 2023)

REGISTER

ÜBER DIE AUTORIN

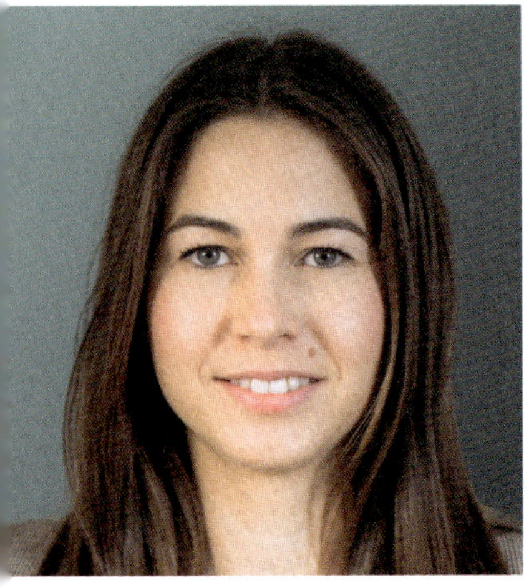

Lea Feder ist angehende Ärztin, Bioinformatikerin und Gründerin der Firma WAY TO WIN, die Leistungsdiagnostik und Coachings anbietet. Damit verfolgt sie das Ziel, Menschen zu helfen, ihre Performance in Alltag und Sport ganzheitlich und gesund zu steigern. Denn als ehemalige Rad-Leistungssportlerin weiß sie aus erster Hand, worauf es beim Training ankommt. Lea Feder ist bekannt aus zahlreichen TV-Reportagen rund um das Thema »zyklusbasiertes Training für Frauen« und gilt als die Expertin auf diesem Gebiet.